U0033882

脊椎側彎的預防與治療

台大醫院脊椎側彎運動團隊經驗分享

葉坤達・胡名孝・吳冠彣・黃裕閔
譚仕馨・譚維妮・林芳郁・葉千瑜・劉苑玟
合著

目錄

Part 1 關於脊椎側彎，你一定要知道的事情

CH1 脊椎側彎常見迷思

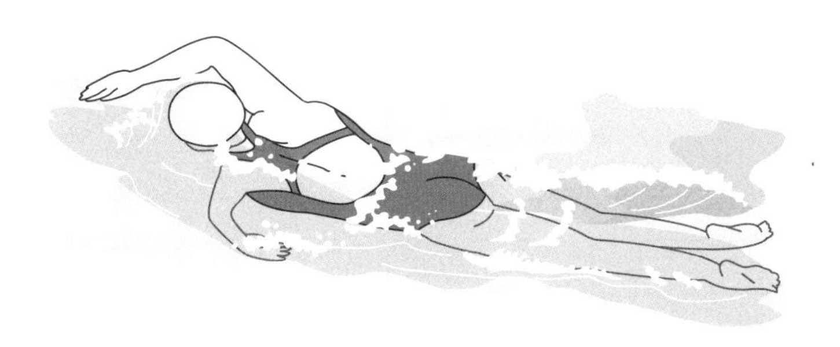

Part 2 運動療法：脊椎側彎治療新趨勢

CH1 認識脊椎特定運動 PSSE

CH2 脊椎運動治療選擇：脊椎側彎特定運動 PSSE

Part 3 矯正背架：手術治療前的另一種選擇

Part 4 手術矯正：脊椎側彎療法的終極手段

Part 5 身心「維他命」，給脊椎全方位守護

編輯室報告

推薦序

想了解脊椎側彎，看這本書就對了！

脊椎側彎是一種常見的骨科疾病，根據統計，約有2～3%的學齡兒童會出現這種情況。雖然脊椎側彎並非致命性疾病，但它可能導致患者感到不適、外觀不佳，甚至在嚴重的情況下壓迫到臟器，需要進行手術矯正。

手術矯正雖然能取得不錯的效果，但也常常會留下長長的疤痕。此外，手術後是否會產生後遺症也常令患者及其家屬感到擔憂。市面上各種各樣的背架都聲稱具有療效，但前提是需要能夠穿得住且穿得正確。

運動通常是最容易被接受的治療方式，但究竟該如何進行？需要持續多久？是否需要隨著年齡及角度改變運動方法？

許多問題病友可能感到困惑，並很想知道答案及理由，例如：游泳能夠改善脊椎側彎嗎？拉單槓能夠改善脊椎側彎嗎？如果放著脊椎側彎不管，會變成怎樣呢？什麼時候需要進行手術？應該穿戴什麼樣的背架？這些答案當然可以請教醫護人員，但也許也不是那麼方便，或是得到最適合的答案。

因此，脊椎側彎患者除了需要專業的醫療團隊進行評估和治療外，也應該要有一本能夠作為指引的書籍，幫助患者及他的家屬緩解焦慮並解答疑惑。

這本書是由台大骨科和復健科兩大團隊共同完成的，它涵蓋了各種與脊椎側彎相關的問題，不管是患者還是對脊椎側彎感興趣的專業人士，都能從這本書中獲得幫助與解答。我誠摯地向大家推薦這本書。

台大醫院副院長 王亭貴

推薦序

脊椎患者的身心靈指南

葉坤達博士是資深的科技輔具物理治療專家，擁有美國諾瓦東南大學物理治療博士（Doctor of Physical Therapy）學歷，長期在台大醫院擔任物理治療師，是一位學養俱佳的臨床專家。

這本《脊椎側彎的預防與治療》是一部充滿智慧與關懷的作品，專為面臨脊椎側彎挑戰的人及其家庭而作。這本書不僅提供了豐富的醫學知識和實證資料，還包含了葉博士多年臨床經驗的心得。作為一位專業的物理治療師，我深知脊椎側彎對患者的身心影響，也深感這本書的價值所在。

葉博士在書中描述了脊椎側彎的成因、診斷和治療方法，特別強調學校健康檢查在早期發現脊椎側彎中的重要性。葉博士介紹各種治療方法，包括物理治療、脊椎矯具和必要時的外科手術，提供脊椎側彎患者做選擇時的資訊。他也提醒讀者，非主流療法可能帶來包括延誤治療、增加經濟負擔和影響潛在健康等風險。

本書還提供實用的建議，幫助患者及其家庭應對治療過程中的情緒挑戰，藉由成功的治療案例分享故事，給予讀者鼓勵。面對脊椎側彎這樣的挑戰，患者及其家庭往往會感到孤獨和無助，這本書希望讓他們知道，他們並不孤單，有專業人士和支持資源在背後支持著他們。

《脊椎側彎的預防與治療》不僅是一部醫學指南，也是一部心靈的指南。藉由科學的數據、實證的治療方法和溫暖的人文關懷，幫助讀者迎接更健康、更充實的生活。我由衷地推薦這本書。

社團法人台灣物理治療學會理事長
陽明交通大學物理治療暨輔助科技學系特聘教授
王子娟

推薦序

獻給脊椎患者的生命禮物

《脊椎側彎的預防與治療》本書作者葉坤達博士在台大醫院物理治療技術科是患者心目中的名醫、仁醫。

他畢其一生之歲月鑽研脊椎側彎病患身心健康矯正與輔導的物理治療專技，他將個己在物理治療專業知能轉譯成為臨床的實證療護，除了福澤無以勝數的求助病患外，同時並不吝將臨床治療經驗分享同業，擴大影響效應，實為醫者典範，令人敬佩。

葉博士擁有美國諾瓦東南大學的物理治療博士和國立陽明大學復健科技輔具研究所碩士學位，並曾赴日本國立復健中心參加「JICA 義肢訓練」進修研習 6 個月，具有深厚的物理治療專業學養；而其任職台大醫院至今長達 33 年餘，其所累積的各種大小類型物理復健治療實務經驗，更是不勝枚舉；其中針對「脊椎側彎」的復健治療專技和實證療護經驗更是彌足珍貴。

本書以常見迷思做開場，深入淺出的簡介 12 個和脊椎側彎有關的病痛肇因、影響和復健的肢體運動行為、各種不同側彎類別和個人化診療復健方式、科技輔具的運用及手術矯正的終極手段及其風險機率，並兼顧患者的身心保健，堪為解析「脊椎側彎」病識與復健治療的知識寶典，誠為葉博士畢其一生專業武功秘笈於一書，獻給脊椎側彎患者的生命禮物。

我個人以為，生命的影響力源自於一個人的智慧高低和其是否具有服務利他的慈悲胸懷。無庸置疑的，我所認識的葉博士是一位「智慧與慈悲」兼涵並蓋的仁醫，他並不以「獨善其身」為滿足，更願「兼善天下」福澤病患，誠可謂「己立立人，己達達人」，將「脊椎側彎」物理復健的專業影響力推己及人，其仁心仁術令人感佩。本人忝為其摯友，悉知其撰著本書之心願，故不揣淺陋，特予推薦，並為之序。

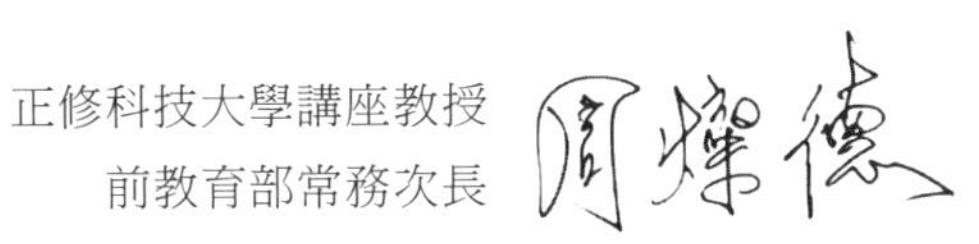

正修科技大學講座教授
前教育部常務次長

推薦序

樂見醫療保健領域的創新成就

身為神腦國際的總裁，我一直深信創新與科技的力量，尤其是其如何顯著改善人們的生活。當這種創新擴及到醫療保健領域時，它的影響力則更為深遠。這也是我為何熱烈推薦葉坤達博士的《脊椎側彎的預防與治療》，一本對理解與治療脊椎側彎提供深入洞見的重要著作。

葉博士不僅在物理治療領域具有豐富的臨床經驗，他在脊椎側彎的研究和治療上更是一位公認的專家。本書集結葉博士多年的專業知識與實踐經驗，提供一個全面的治療框架，旨在幫助那些受脊椎側彎困擾的患者及其家庭。

葉博士特別提出一種整合性的治療方法，這包括定期追蹤、疼痛管理、運動調整、背架輔助，以及在必要時進行手術矯正。這種方法體現了全人照顧的理念，不僅關注病患的身體健康，也關注他們的心理和情感需求，以確保治療過程中患者的整體福祉。

透過閱讀這本書，讀者將能夠獲得有關脊椎側彎的最新醫學信息和治療保健技術。葉博士的建議基於最新的科學研究和臨床實證，使這本書成為該領域內的權威健康指南。他的語言清晰易懂，即使是非醫學專業的讀者也能夠輕易理解和應用書中的知識。

作為一位企業領袖，我特別賞識葉博士在書中展示的創新治療方法和他對改善患者生活品質的持續承諾。這種承諾與我們在神腦國際追求技術創新以改善客戶生活的理念不謀而合。

我衷心推薦《脊椎側彎的預防與治療》給所有尋求了解脊椎側彎和尋找有效治療方法的患者、醫療專業人員以及廣大的健康關注者。這本書不僅是脊椎側彎患者的福音，更是醫療保健領域內一部不可多得的科學與人文關懷的結晶。

神腦國際創辦人 林保雍

推薦序

最實用的脊椎側彎治療完全指南

脊椎側彎的手術治療常見於年輕女孩。它是一項特別的技術與藝術，因為脊椎的矯正，需要考慮到軀體的美觀及安全。我在 1982 年遠赴芝加哥 Rush University 的 Presbyterian St. Luke Medical Center 骨科進修，成為第一個台灣去的 Spine Fellow（研究員）。我跟當時美國最有名的脊椎外科教授 Ronald L DeWald 學習脊椎畸形矯正，我在此學習一年，內心充滿了期待，希望回國後能貢獻所學，這些進修經驗也為我後來研究興趣方向奠定基礎。我於 1983 年 8 月初返國，返國後劉堂桂教授即指定我在脊椎外科做進一步的服務，我這一路走來，脊椎外科與我相伴已有四十五年之久，甚至我退休後仍在鑽研。

從 80 年代起至今日，脊椎外科的成長非常快速且多樣，醫生對脊椎疾病的認識以及治療也產生了革命性的轉變。由於矯正器材的研發，使得過去不可能的手術變成可能，過去療效不佳的治療方式，也變得更有療效。

舉個例子來說，早期側彎手術是用單根哈靈頓桿（Harrington rod）矯正及固定，病人術後還須包上厚厚的石膏背架，少則六個月，多則一年。但在炎熱夏天使用這樣的背架對患者來說，是相當難受的事。於是我結合了哈氏棒和路氏棒（Luque rod），讓側彎的脊椎在每一節裡都有鋼絲的纏繞，將矯正率大幅提高從 40% 上升到 60%。從此病人不需要再包石膏，此一固定的方式比原先的傳統方式更加牢固，小孩子只要穿上樹脂做成的背架即可，且穿戴時間只需三個月。因療效大為改善、家屬更能接受手術。

後來陸續引進 CD 棒及各式以椎弓釘作為矯正固定的器材，對大部份青少年脊柱畸形的矯正，才有較為令人滿意的效果。再隨著矯正用的植入器材的改良，脊椎手術的治療又變得更加五花八門、不勝枚舉。包括：早發型的脊椎側彎（early onset scoliosis）以生長桿（growing rod）連接，得以早期治療嬰幼童。近年來高科技的導航系統加入，用以輔助側彎的骨弓釘植入的正確度等等，這些醫療進步都大幅改善脊椎側彎患者手術的安全以及術後更好的結果。

身為台灣脊椎側彎手術治療的先驅，我認為側彎治療是一個複雜且高度專業的醫療議題。這本《脊椎側彎的預防與治療》由台大骨科部吳冠彣、胡名孝、黃裕閔等脊椎專科醫師，以及台大復健科葉坤達博士、林芳郁、劉苑玟、葉千瑜等治療師，共同以跨領域完成這本脊椎側彎的預防與治療的巨著，將他們多年治療病童的經驗，加以精簡敘述；從脊椎側彎的定義、成因、症狀和影響，及早期診斷和治療的重要性等，為讀者提供全面的知識和實用的建議。堪稱中文最實用的治療完全指南，我甚感欣慰。期待本書能為脊椎側彎患者與家屬，可以得到有效的知識，共同來改善患者的生活品質，減少不必要的擔心，更期待能夠讓孩子在安穩的環境中成長。

台大醫院骨科部教授
台灣大學名譽教授
2024 年 6 月

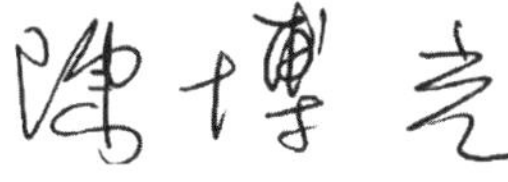

推薦序

最懂脊椎患者需要的科學藍圖

在臨床研究與物理治療實務領域，葉坤達博士是一位深具影響力且富有創新精神的專家。《脊椎側彎的預防與治療》是葉博士多年實務經驗的結晶，是脊椎側彎患者及其家人寶貴的實用指南。

脊椎側彎是一種常見但常被誤解的疾病，它影響著無數患者的生活品質。葉博士在本書中精心闡述了脊椎側彎的治療新進展，尤其是他引入的創新治療模式和輔具技術，對於臨床實踐具有深遠的影響。

葉博士在美國諾瓦東南大學獲得物理治療博士學位，多年的臨床研究，精進他對於義肢裝具領域的專業知識，特別是葉博士發明的脊椎側彎背架取模裝置和脊椎側彎矯正氣囊結構，已在國際上獲得認可，可嘉惠國內外許多病患。

《脊椎側彎的預防與治療》更是一本關於希望、堅持與科學探索的紀錄。葉博士透過具體的案例分析，使讀者能夠直觀地理解脊椎側彎的複雜性，以及專業治療帶來的正面改變。全書不僅專業精準，字裏行間更富有同理心和啟發性，彰顯葉博士對於患者全人照護的胸懷。這種全面的治療方法不僅僅是醫療行為，更是對患者身心靈全方位的關懷。

此外，葉博士在書中所分享的國際大獎經驗和專利技術，也使得本書具有前瞻性和國際視野，讀者不僅能夠學習到如何處理脊椎側彎的具體問題，還能夠感受到科學研究與臨床應用之間激勵人心的互動。

葉博士在本書中，提出的五大核心管理策略為脊椎患者及其家人建構了一個科學的、全面的治療藍圖，不僅協助治療脊椎側彎，更讓患者及其家人學會如何有效管理這一終生的課題。相信本書能讓尋求解決脊椎側彎問題的讀者們，在葉博士的指導下，找到適合自己或是親友的治療之路，重獲生活的彩色與活力。

隨著本書的出版，我期待將來有更多的醫療專業人士、學者、學生投身於此一極具挑戰性的領域，通過專業的、創新的努力，脊椎側彎的患者能夠得到更有效的治療、更全面的關懷、更高的生活品質。

台灣大學及輔仁大學醫學院醫學系教授
天主教輔仁大學附設醫院院長　黃瑞仁

減輕腰椎疼痛，重拾生活信心與希望

我是一名年邁的脊椎側彎患者，由於年紀增長及腰椎退化，導致長時間的腰痛及行走困難。這些年來，我嘗試了多種治療方式，但往往都只能獲得短暫的緩解。

自從接受葉博士專業治療與指導後，我的狀況有了顯著的改善。在葉博士精準評估病情，並制定個人化的治療計劃後，在他的指導下，我還學會了針對腰椎退化的運動，不僅幫我減輕痛感，也增強了我的行動能力。現在，我可以更加自如地行走，日常生活品質也因此得到了極大的提升。

能遇到像葉博士這樣既有技術又充滿愛心的物理治療師，我感到非常幸運，他的治療不僅改善了我的生活，也給予了我面對老年生活的信心與希望。

林〇珠

見證與迴響

雙手麻痺症狀不再，快樂享受生活

作為金品茶樓的董事長，我的生活充滿忙碌和應酬。然而，過去幾年來我深受頸椎問題困擾，尤其是頸椎骨刺和軟組織沾黏，使得我的雙手經常感到麻木。這不僅影響了我的工作效率，也嚴重影響了我的生活品質。

幸運的是，我遇到了葉坤達博士。在他的治療下，我的狀況得到了顯著的改善。葉博士不僅使用筋膜刀技術有效地放鬆了我的頸椎周圍的軟組織，更重要的是，他教會了我如何矯正日常生活中的姿勢，以避免類似問題再次發生。

通過葉博士的專業治療，我的雙手麻痺症狀不僅消失了，我也能夠重新享受我喜愛的活動，比如和朋友應酬、品嚐美食以及出國旅遊。現在，每天我都能快樂地享受生活，不再受到頸椎疼痛的困擾。

黃〇弘

見證與迴響

放鬆脊椎肌肉後，痠痛獲得緩解

我從小就是脊椎側彎的患者，隨著年齡的增長脊椎側彎逐漸造成痠痛及日常生活以及行動的不便，每每求助於醫師後只能透過藥物得到暫時的緩解，這樣的狀況在遇到葉坤達老師後有很大的改變。

葉老師在幫我放鬆脊椎的肌肉之後，還教我一些簡易可以在家自行練習的動作，以及平時需要注意的姿勢，沒想到兩個月之後我的痠痛有了很大的緩解，行動上也自如許多。

葉老師是一位非常專業也有愛心的物理治療師，除了對他滿滿的感謝也希望他出的書能幫助到更多和我一樣脊椎側彎的患者。

廖〇如

量身訂製的治療計畫，找回失去的行動力

作為已經退休的海巡署副署長，我長期被腰椎退化和輕微脊椎側彎的問題所困擾。在桃園，我接受了長時間的治療，但幾乎沒有見到明顯的改善。痛苦和無助伴隨著我多年，直到我的老朋友，也是我的前長官姚高橋署長的幫助，他推薦我去台大醫院找葉坤達博士。在他的全面評估下，除了脊椎，也發現我髖關節活動度不足的問題。因此，他為我量身設計了一套包括腰椎運動和肌肉放鬆技巧的治療計劃。

三個月後，我感受到了前所未有的改善。我之前持續的腰部痛楚和不適不再是問題，我甚至能夠與我的夫人一起去大陸旅遊，完成我們長期以來的夢想——攀登長城。那次旅行不僅是對我的身體狀況的一次考驗，也是對葉博士治療成果的最好證明。我強烈推薦所有有類似脊椎問題的人尋求他的專業意見。葉博士和他的團隊展示了醫學治療如何真正改善生活品質，並幫助人們重新找回活力。

龔〇宇

作者序

獻給脊椎側彎患者的幸福書

在台灣，脊椎側彎是一個不容忽視的健康問題，特別是對學齡兒童及青少年來說，更值得注意。根據《脊椎側彎期刊》統計，大約2%～3%的學齡兒童有脊椎側彎的困擾。儘管這一數字看似不高，但脊椎側彎因姿勢而帶來的形象困擾，或是坐臥行走引發的疼痛問題，對受影響的個人及其家庭來說，都有深遠的影響。

目前國內脊椎側彎的篩檢通常是透過學校健康檢查進行，這樣的作法有助於早期發現和治療。一旦診斷確認，多數患者和家庭都會尋求專業的醫療幫助。所幸台灣的醫療體系在處理脊椎側彎方面具有相當的專業能力，從最初的物理治療到可能需要的手術治療，也已發展出成熟的醫療流程。

儘管如此，還是會有人寧可尋求其他的替代療法和民俗療法。除了對西方醫學的懷疑、對手術治療的恐懼，或是對某些替代療法的文化信任。因此選擇了針灸、推拿等替代療法，雖然這些治療方式在某些案例中可能帶來緩解，但缺乏科學證據能夠有效改善或治癒脊椎側彎。

當心！非主流療法風險高

值得注意的是，選擇非主流療法的脊椎側彎患者，將可能面臨以下幾種風險：

1. **延誤有效治療**：這可能導致病情進一步惡化，特別是在青少年患者中，快速的生長期需要及時和適當的治療以防止脊椎進一步彎曲。
2. **增加經濟負擔**：一些替代療法健保並沒有負擔，患者可能需要自行承擔較高的治療費用。
3. **潛在健康風險**：未經證實的治療可能帶來意料之外的健康風險，特別是那些涉及體內操作或藥物的治療方式。

實現！早期發現正確醫療

基於以上種種因素，促使我撰寫了這本書，目的在於提供一個具有科學基礎及實證支持的內容，幫助患者和家庭在擁有更完整的資訊下，做出判斷和決定。

因此，我希望這本書能夠成為寶貴的資源，不僅提供關於脊椎側彎的深入了解和當前治療方法的詳細介紹，還能鼓勵那些可能因脊椎側彎而感到孤獨或無助的患者和家庭，希望讀者能夠理解，雖然脊椎側彎是一個嚴峻的挑戰，但透過現代醫學和適當的支持，可以有效地管理和治療這個病狀，從而改善生活品質。

此外，這本書也意在教育讀者能夠明白早期「介入」的重要。對於脊椎側彎，早期發現和治療通常意味著更好的治療結果和預後。

經由學校的定期健康檢查和親職教育，可以增加對脊椎側彎早期識別的可能性，從而提前介入。本書也深入介紹各種治療選項，包括物理治療、脊椎矯正裝具、以及在必要時的外科手術，為那些面對決策時感到不確定的患者和家庭提供一個清晰的指南。

期待！整合資源擁抱希望

本書不僅幫助讀者深入了解每種治療方法的科學基礎和預期效果，更透過分享案例的治療過程和成果，讓患者的親身故事，為讀者帶來鼓勵和希望。

面對脊椎側彎這樣的疾病，患者及其家庭可能會感受到焦慮、沮喪等各種情緒，因此本書也提供了實用的建議，如何透過支持小組、心理諮詢及其他資源來管理這些情緒，滿足脊椎側彎患者的心理和情感需求，最後更期望透過本書的推廣，建立一個支持和理解的社會環境。

總之，這本書的目的是希望能夠提供脊椎側彎全方位的支持，從醫療治療到情感支持，從個人照顧到家庭和社會的角色，以確保每一位脊椎側彎患者都能夠接受到他們需要的幫助，並擁有一個更健康、更充實的生活。這本書是寫給那些勇敢面對脊椎側彎挑戰的人們，讓他們知道，他們並不孤單。

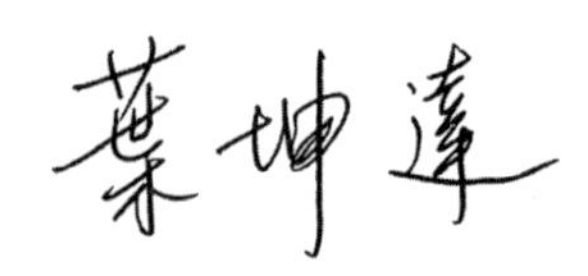

脊椎側彎
自我檢測表

站立時，兩腳與肩同寬，兩手下垂放鬆姿勢下，可自己照鏡子或請身邊的人協助觀察，根據自己檢查身體情況，勾選並計算分數，就可以知道自己的脊椎是否有側彎風險喔！如有疑慮，也建議儘早就醫進行專業診斷。

身體部位	身體狀態	勾選
1. 肩膀是否水平	A 肩膀水平	☐
	B 一邊肩膀稍微高於另一邊	☐
	C 一邊肩膀明顯高於另一邊	☐
2. 兩側手與腰部之間的距離	A 距離相同	☐
	B 稍微不同	☐
	C 明顯不同	☐
3. 骨盆是否水平	A 骨盆水平	☐
	B 一邊骨盆稍微高於另一邊	☐
	C 一邊骨盆明顯高於另一邊	☐

評分方法：A為0分，B為1分，C為2分

我的得分：________

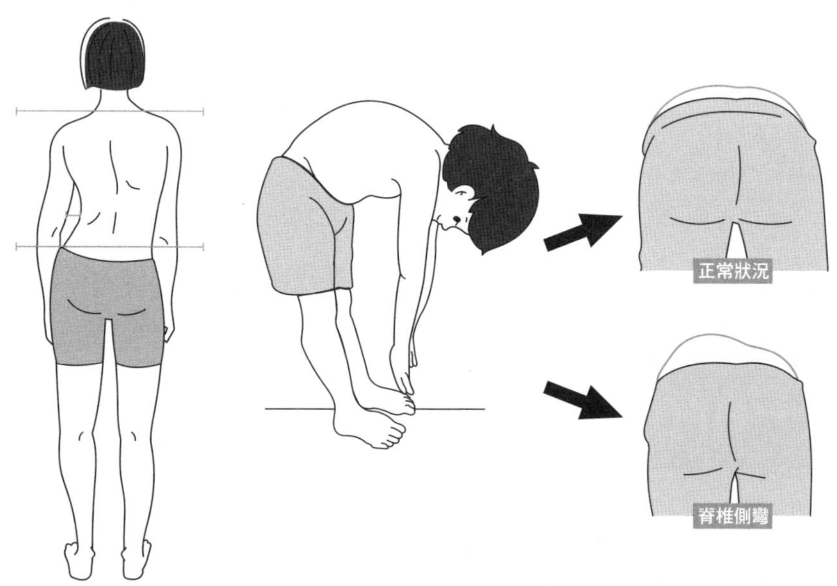

身體部位	身體狀態	勾選
4. 身體前彎時兩側背部高度	A 高度相同	□
	B 稍微不同	□
	C 明顯不同	□
5. 骨盆是否前後旋轉	A 骨盆無旋轉	□
	B 骨盆有輕微旋轉	□
	C 骨盆有明顯旋轉	□

評分標準：

2 分以內：正常範圍，無脊椎側彎跡象。

3 到 6 分：輕度脊椎側彎，建議進行專業檢查。

7 到 10 分：中度脊椎側彎，建議進行專業治療。

11 分以上：重度脊椎側彎，須立即就醫。

Part 1

關於脊椎側彎，你一定要知道的事情

脊椎是人體的重要支柱，脊椎側彎聽起來也非常嚴重，實際上對我們的身心健康影響也非常大。除了少數天生的脊椎側彎患者外，多數的脊椎側彎都是後天造成的，對脊椎側彎多一分了解，你將可以少一分風險喔！

CH 1　脊椎患者常見迷思

不論是否已經診斷患有脊椎側彎，身為久坐不動的現代人，多多少少都會擔心自己患有脊椎側彎。特別是喜歡躺在沙發看電視，彎腰駝背打電腦的人，更是免不了擔心自己會因為坐姿不正，引發脊椎側彎的風險。

這些擔憂，其實是很正常的，最重要的是不要被錯誤的資訊引導，保持良好的姿勢，才能真正改善或避免脊椎側彎的風險。

脊椎側彎和遺傳有關係嗎？

A　是的，脊椎側彎與遺傳有一定的關聯。研究顯示，脊椎側彎在某些家庭中發生率較高，證明遺傳因素可能在發病機制中扮演一定的角色。如果家庭中有直系親屬患有脊椎側彎，那麼其家庭成員患病的風險也相對較高。

此外，科學家已經辨識出一些與脊椎側彎相關的基因變異，這些變異可能影響脊椎的發育和結構。然而，脊椎側彎可能由多種因素引起，包括遺傳和環境因素的相互作用。

脊椎側彎不能練哪些動作？

A 脊椎側彎患者在運動時應避免一些可能加劇側彎或對脊椎造成額外壓力的動作。主要包括：

❶ **肩膀和骨盆的相對性扭轉：**這些動作可能會造成脊椎的進一步旋轉和變形。

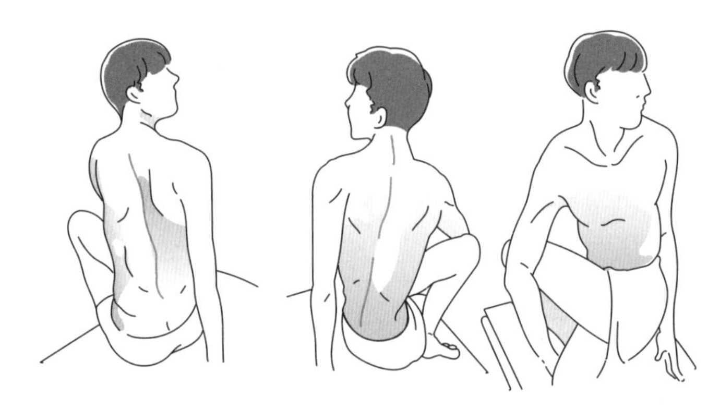

圖 1 肩膀和骨盆的相對性扭轉過大的動作

❷ **上半身過度的彎折：**這類動作可能加重脊椎的側向彎曲。

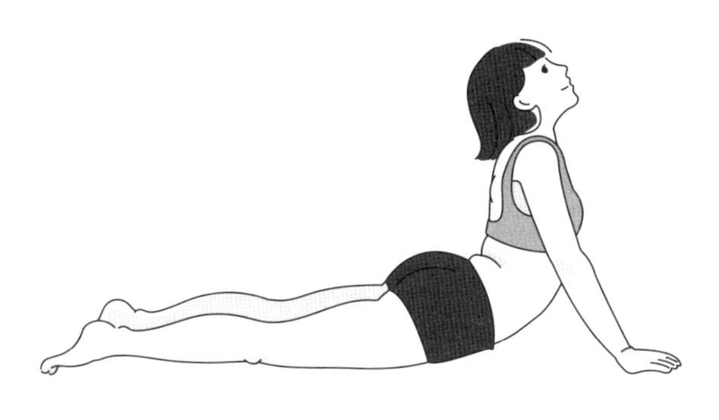

圖 2 上半身過度的彎折

❸ **用肩部承重的倒立動作：**如手倒立等，這類動作會增加脊椎的壓力，可能對已經變形的脊椎造成傷害。

選擇適合的運動和動作對脊椎側彎患者至關重要。建議在專業醫療人員或物理治療師的指導下進行運動，才能確保活動兼顧安全和脊椎的健康。

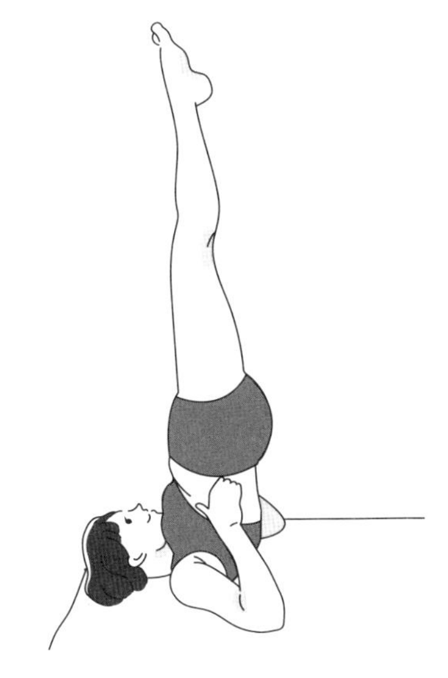

圖 3 用肩部承重的倒立動作

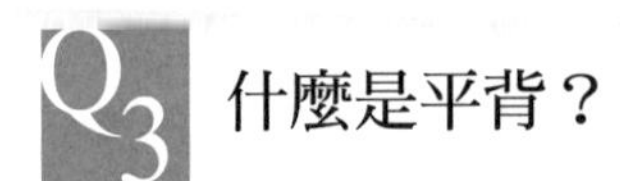

什麼是平背？

A 平背是指胸椎（中段脊椎）自然向後的曲度減少或消失，使得脊椎從側面看接近直線或不夠曲折的狀態。這種情況會使脊椎失去其自然的彈性和緩衝功能，導致背部疼痛及其他健康問題。

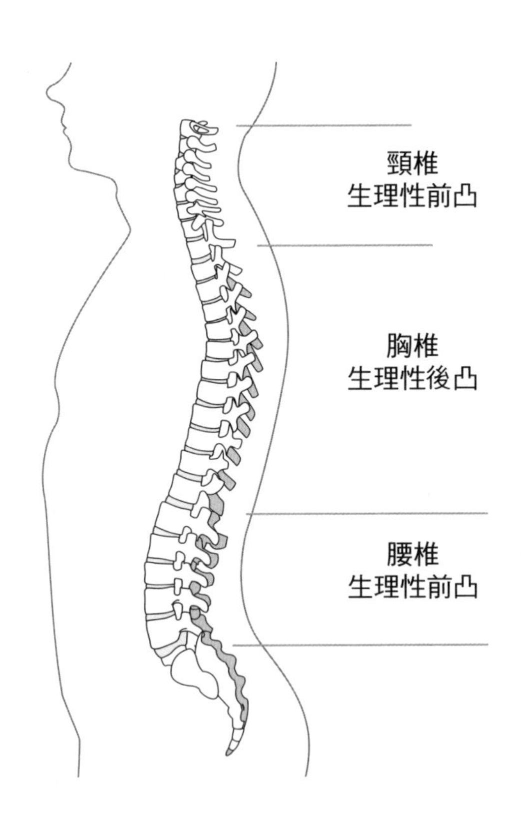

圖 4 正常胸椎弧度會稍微後凸

為什麼平背的人越來越多？

A 平背的人增多與當代生活方式密切相關。長時間的坐姿、使用電腦和手機等作息，導致頭部前傾和背部直立的姿勢，減少了背部的自然曲度。

此外，缺乏適當的體能活動和運動，也會導致背部肌肉弱化，這也是平背情況增多的原因之一。不適當的使用矯正背架和錯誤的訓練方式同樣也會造成平背的發展。幸好，大家已經開始注意到平背的形成因素，預防和矯正平背的重要性也日益受到關注。

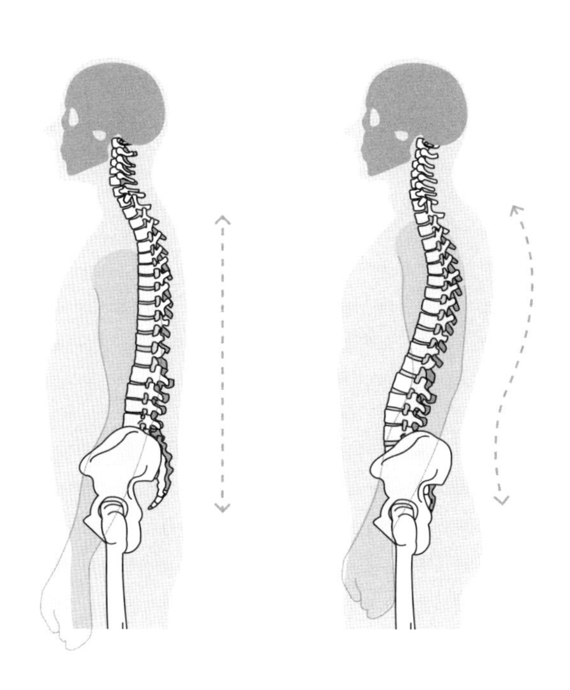

圖 5 平背（左）與正常脊椎（右）

脊椎側彎患者可以「挺胸」嗎？

A 脊椎側彎患者進行「挺胸」動作時需要特別小心。雖然「挺胸」可能有助於改善一些人的姿勢，但對於脊椎側彎患者來說，過度或不正確的「挺胸」可能不適合，甚至可能加重某些症狀。對於脊椎側彎患者，特別是那些伴有平背（胸椎生理曲度減少）的情況，過度「挺胸」可能會加重平背的情況，影響脊椎的自然曲度。

建議脊椎側彎患者在專業指導下進行姿勢調整和體態矯正。物理治療師可以提供針對個別身體狀況的運動和姿勢調整建議，幫助患者安全的改善姿勢，同時考慮到脊椎的特殊情況。在進行任何姿勢調整前，最好先諮詢專業醫療人員的意見。

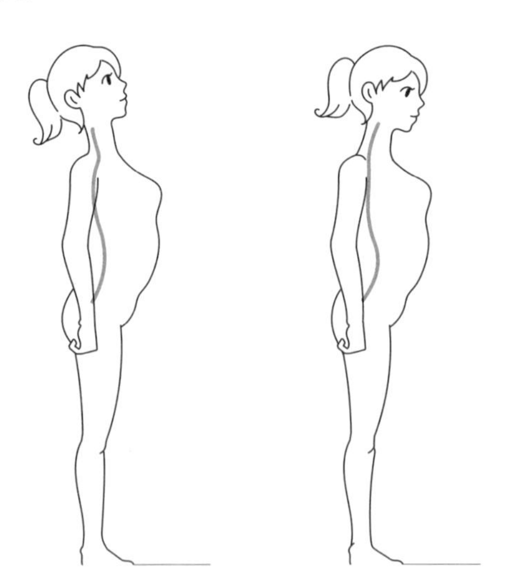

圖 6 過度挺胸（左）與頸椎後凸（右）

脊椎側彎能吊單槓嗎？

A 不一定，脊椎側彎患者在某些情況下可以進行吊單槓運動，但需要根據個人的具體狀況和疾病的嚴重程度來決定。吊單槓可以幫助增強背部和腹部的肌肉，這對於維持脊椎的穩定和姿勢是有益的。然而，對於某些脊椎側彎較為嚴重的患者，特別是那些脊椎有明顯旋轉或曲度較大的患者，吊單槓可能會增加脊椎的壓力，導致不適或加劇病情。

在開始任何運動計畫之前，特別是涉及到脊椎的運動，脊椎側彎患者應該先諮詢醫生或物理治療師的意見。專業人士可以根據患者的具體情況提供個性化的建議，確定吊單槓運動是否適合，以及如何安全地進行此類運動，以避免可能的風險或傷害。

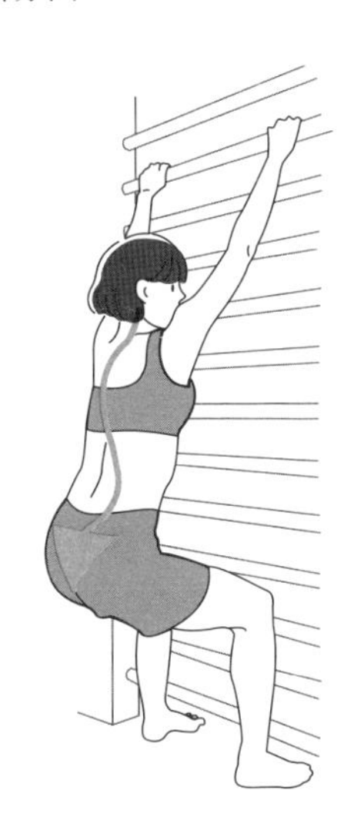

圖 7 吊單槓時需緩慢增加重量並配合專業脊椎角度調整

脊椎側彎患者吊單槓時要注意什麼？

A 脊椎側彎患者在進行吊單槓運動時應注意以下幾點，以確保安全並避免加重脊椎側彎的狀況。

❶ **醫生或物理治療師的評估：**在開始吊單槓或任何其他運動之前，脊椎側彎患者應先諮詢醫生或物理治療師，確定該運動是否適合自己的狀況。

❷ **熱身：**進行充分的熱身運動，尤其是針對背部、肩膀和腹部的熱身，可以幫助減少受傷的風險。

❸ **循序漸進：**如果獲得醫生或物理治療師的同意，應該從低強度開始，逐漸增加運動的強度和持續時間。避免突然進行過於激烈的運動。

❹ **正確姿勢：**保持良好的姿勢非常重要，應多注意脊椎的對稱，避免在吊單槓時過度旋轉或彎曲。

❺ **避免過度拉伸：**吊單槓時避免過度拉伸或進行可能導致脊椎過度伸展的動作，因為這可能加重脊椎的側彎狀況。

❻ **注意身體反應：**在任何時候，如果感到不適，應立即停止運動，並尋求專業意見。

❼ **定期評估：**進行吊單槓或其他運動計畫時，定期評估脊椎的狀況，確保運動不會對脊椎造成負面影響。

遵循這些注意事項，脊椎側彎患者可以更安全的進行吊單槓運動，同時減少對脊椎不良影響的風險。

游泳對脊椎側彎好嗎？

A 是的，游泳通常被認為對脊椎側彎患者有益。游泳是一種低衝擊、全身性的運動，能夠增強背部、腹部和側腹肌肉，且可以增加心肺功能，這些肌肉的強化有助於支撐和穩定脊椎。此外，水中的浮力可以減輕脊椎的壓力，讓患者能夠進行一些在陸地上可能會引起不適的運動。

游泳時，身體在水中的活動可以促進關節靈活和肌肉伸展，有助於改善或維持脊椎的靈活度。然而，對於脊椎側彎患者來說，某些游泳姿勢可能比其他姿勢更有益，例如仰泳可以幫助拉伸和平衡脊椎。

儘管游泳對多數脊椎側彎患者有益，但在開始任何運動計畫之前，建議先與醫生或物理治療師進行諮詢，以確定最適合自己的運動類型和強度，專業人士可能會根據患者的具體狀況提供個人化的建議。

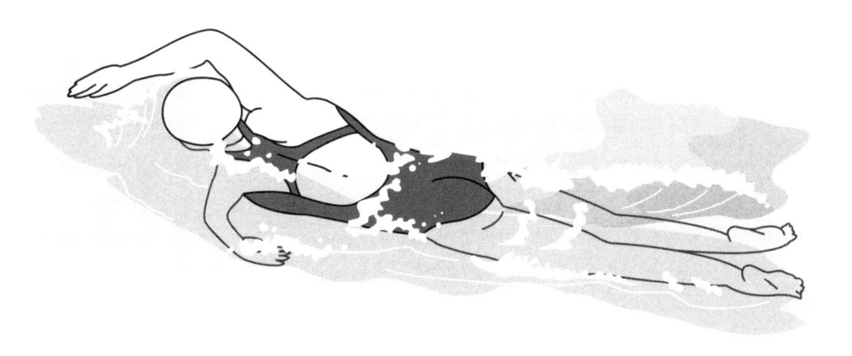

圖 8 游泳有助於改善或維持脊椎的靈活度

脊椎側彎的人能採用哪些泳式呢？

A 不管哪種泳式，都不會單純一邊出力，對脊椎側彎而言並沒有多大區別。不過，如果可以在游泳時能夠特意用力把凹側的身體部位延展開，這樣能更夠幫助平衡脊椎的形狀。

另外，比較需要注意的是對於重度的側彎患者，不要游得太快，普通的練習就可以了。若是輕度的側彎患者就沒什麼顧忌了。

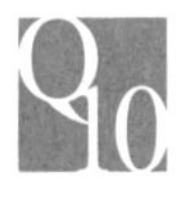

脊椎側彎患者適合跑步嗎？

A 跑步是一項絕佳的有氧運動，它不僅能助於燃燒脂肪、改善心肺功能、預防骨質疏鬆，還能有益於心理健康。對於脊椎側彎患者來說，是否能參與跑步運動，意見分歧。

目前沒有確切的研究表明跑步或其他形式的運動會引起或惡化脊椎側彎。因此，沒有必要完全限制脊椎側彎患者參加跑步等體能活動。實際上，鼓勵孩子參與各種運動是有益的，但需要注意的是，跑步對人體的衝擊相對走路會增加 2 到 5 倍，特別是對於脊椎側彎較嚴重的患者，脊椎受到的壓力會更大。

為了減少衝擊，脊椎側彎患者跑步時可穿著合適的矯正背架和專業的跑步鞋，以保護脊椎，減少對脊椎的負擔，才能安全享受跑步帶來的好處。在考慮跑步作為運動的選項時，建議脊椎側彎患者先諮詢醫生或物理治療師，以評估其脊椎狀況是否允許跑步運動。一般說來，專業人員可能會建議：

- **開始前進行評估**：透過專業評估確定跑步是否適合患者的當前健康狀況。
- **選擇合適的跑道**：柔軟的跑道或草地可能比硬質路面更能吸收衝擊，減少對脊椎的壓力。
- **穿著適當的跑鞋**：高品質的跑鞋可以提供良好的支撐和緩衝，幫助保護脊椎和關節。
- **循序漸進**：如果獲允許跑步，應該從低強度開始，逐漸增加跑步的距離和時間。
- **注意身體反應**：在運動過程中要注意身體的任何不適，並在出現疼痛或不適時停止運動。

跑步可能不是所有脊椎側彎患者的最佳選擇，特別是那些脊椎曲度較大或伴有疼痛的患者。這些患者可能需要考慮其他低衝擊的運動選擇，如游泳或騎自行車，這些運動對脊椎的壓力較小。

核心訓練對脊椎側彎是否有效？

A 核心訓練被認為對脊椎側彎患者是有益的。強化核心肌群可以提高脊椎的穩定性和支撐力，有助於改善或管理脊椎的側彎狀況。強健的核心肌肉能更好地支撐脊椎，減少不必要的扭轉和彎曲，從而幫助減輕脊椎側彎帶來的一些症狀，如疼痛和不對稱。

然而，核心訓練的效果可能因人而異，並且需要在專業指導下進行，以確保訓練計畫適合患者的具體狀況。物理治療師或其他健康專業人員可以設計一套考慮到脊椎的曲度和患者的整體健康狀況的核心肌群訓練計畫。

總的來說，核心訓練是脊椎側彎管理計畫中的一部分，與其他治療方法（如物理治療、穿戴矯正背架等）結合使用，能幫助改善脊椎側彎患者的生活品質。

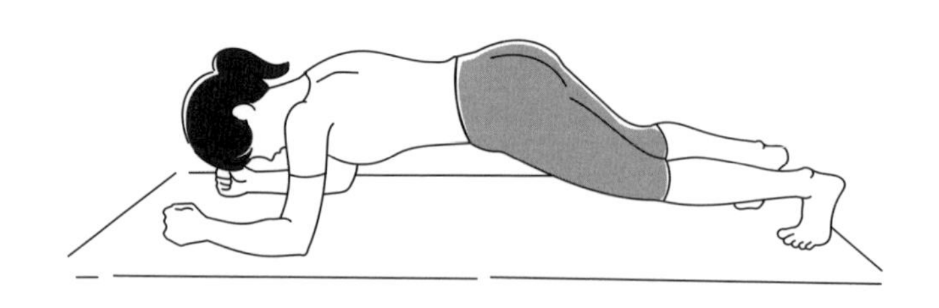

圖 9 強化核心肌群有助於改善脊椎側彎狀況

不良坐姿會導致脊椎側彎嗎？

A 長期不良坐姿可能不會直接引起脊椎側彎，但它可能加劇已存在的脊椎側彎狀況或對脊椎健康產生其他負面影響。不良坐姿，如長時間彎腰駝背或側坐，可能導致脊椎的不平衡負荷和肌肉張力的不對稱，這些因素可能會對脊椎結構造成壓力，從而加重或促進脊椎畸形。

維持良好的坐姿可以幫助分散脊椎壓力，減少脊椎和周圍肌肉的負擔，從而有助於預防脊椎問題的發生和發展。對於已經有脊椎側彎的患者，保持正確的坐姿和進行適當的背部強化運動更是重要，這可以避免側彎情形惡化。

因此，雖然不良坐姿不一定直接導致脊椎側彎，但維持健康的脊椎姿勢和進行定期的脊椎保健運動對於預防和管理脊椎側彎都是非常重要的。

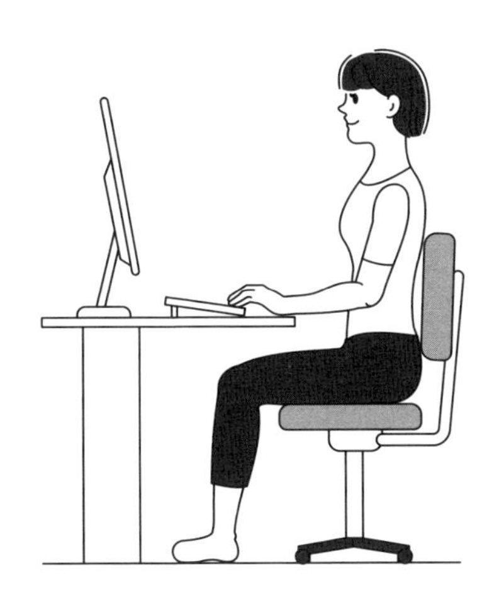

圖 10 維持良好坐姿有助於預防脊椎問題的發生

CH 2 為什麼脊椎會側彎？

聽到脊椎側彎，大多數的人都會認為一定是坐姿或是站姿不對造成的，如果「坐有坐相、站有站相」，好好的脊椎怎麼會側彎呢？這樣的說法只能說「對一半」。事實上，脊椎側彎有部分是先天造成的，當然不可否認，後天姿勢對脊椎的影響更大。

「你的身體歪歪的，是不是脊椎側彎？」當聽到家人或是朋友這樣問的時候，你第一個想法是什麼呢？

「我都抬頭挺胸，怎麼可能脊椎側彎？」「我真的有脊椎側彎嗎？」「有沒有辦法調整回來呢？」「這麼久都沒什麼事，應該無關緊要吧！」

脊椎不該有 S 或 C 形彎曲

在回答這些疑惑前，先來談談「什麼是脊椎側彎」？

在沒有「脊椎側彎」的健康狀態下，人體的脊椎從背面看應該是筆直的，從側面看，則會發現胸椎略為後凸，腰椎略為前凸（圖 1），但如果患有「脊椎側彎」的人，他的脊椎從背面看會呈現「S 形」或「C 形」的弧形彎曲（圖 2）。

脊椎側彎大多是因為姿勢不良所造成的，又稱「Scoliosis」，是影響脊椎的一種疾病，並且因為彎曲程度的不同，對人體會產生不同程度的影響，可能從輕微的身體不對稱到明顯的身體畸形（圖 3）。

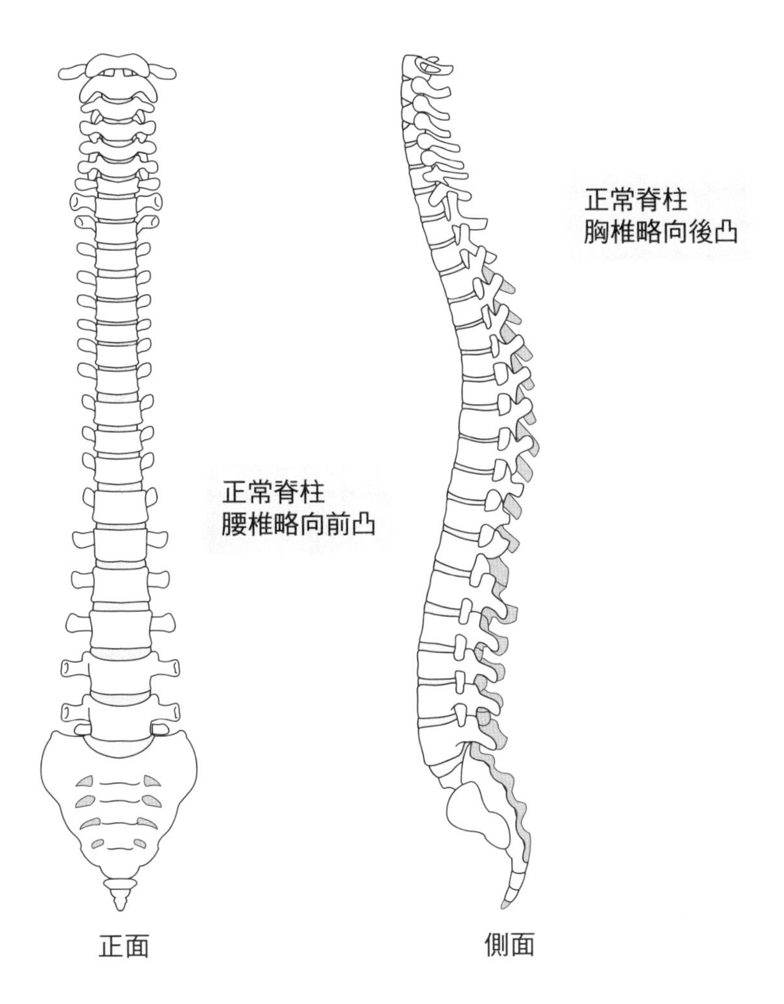

圖 1 人體正常脊椎圖

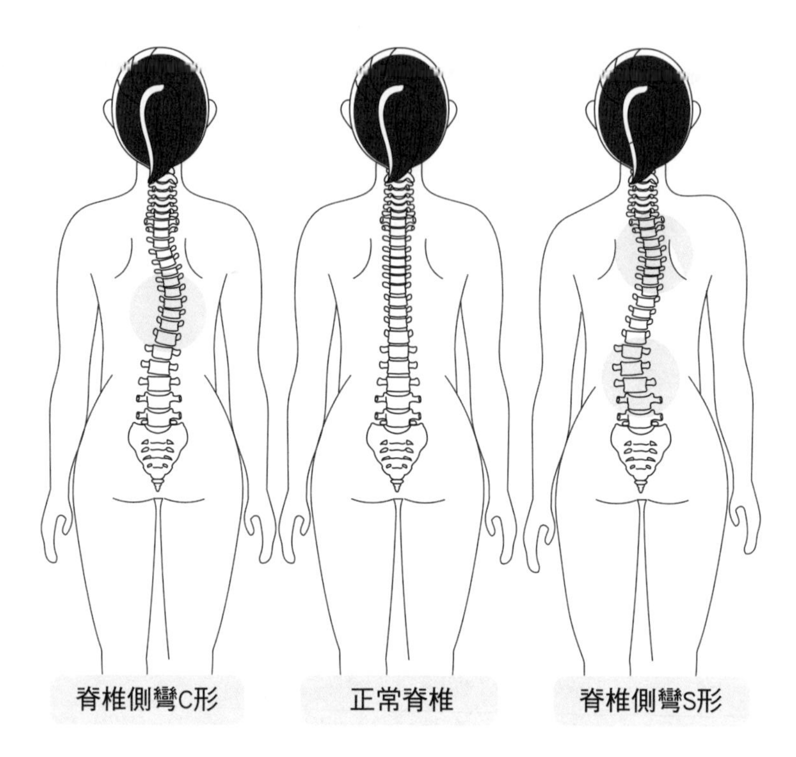

圖 2 正常脊椎與脊椎側彎

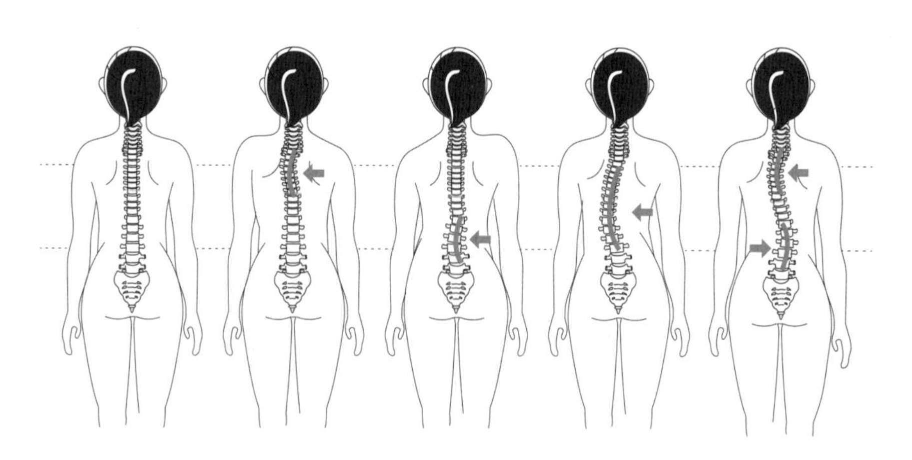

圖 3 不同種類的脊椎側彎

脊椎側彎對人體的影響，最常見的是「身體不對稱」，例如一邊肩膀比另一邊肩膀高，或是一邊的髖骨比另一邊突出。但如果你以為不要那麼在乎外觀，就可以不理會，那就錯了。事實上，脊椎側彎除了對外觀的影響外，脊椎的異常彎曲還可能壓迫到人體器官，讓人出現背部疼痛、呼吸困難等症狀。

脊椎側彎成因又多又複雜

很多時候，我們以為脊椎側彎的人一定是姿勢不良所造成的，探究為什麼會罹患脊椎側彎，會發現無法簡單歸因在單一因素上，事實上脊椎側彎是一種複雜的疾病，涉及多個生物學、環境和遺傳因素。

1. **與特定基因發展有關：**
   探究脊椎側彎形成的原因，其實和遺傳有著密切的關聯。從家族病例上發現，脊椎側彎可能與特定遺傳相關。根據研究，家族裡若有人罹患脊椎側彎，那麼一等親屬的罹患風險約為 11%；同卵雙胞胎一同罹患側彎的機率更高達 73%，證明脊椎側彎的確與某些特定基因發展有關。

2. **中樞神經系統異常：**
   脊椎側彎也可能和人體中樞神經系統的異常有關。研究指出，有些脊椎側彎是由於先天性脊椎畸形引起，例如：脊髓栓系綜合症（Tethered cord syndrome）是一種先天性脊髓異常，常伴有脊椎側彎。其他如：腦性麻痺（Cerebral palsy）、肌肉萎縮症（Muscular dystrophy）和脊髓性肌萎縮症（Spinal muscular atrophy），這些因素都可能導致身體的改變，進而影響脊椎正常發育和生長。

3. **前庭功能失衡：**

前庭系統負責維持身體平衡和姿勢控制。根據研究，側彎患者也可能因前庭系統功能失衡，身體無法正確感知和維持平衡，進而導致脊椎的不正常彎曲。

4. **神經、骨頭系統不平衡發展：**

脊椎側彎的另一個重要原因和神經系統及骨骼系統的不協調發展有關。例如，瘦體素濃度的異常可能導致神經和骨骼發育不一致，進而影響脊椎的形狀和強度。

5. **不對稱的肌肉骨骼施力：**

脊椎附近不對稱的肌肉負荷和椎體的不均勻生長極有可能讓脊椎側彎。此外，椎間盤的不對稱壓力也可能加劇脊椎的彎曲（圖 4）。

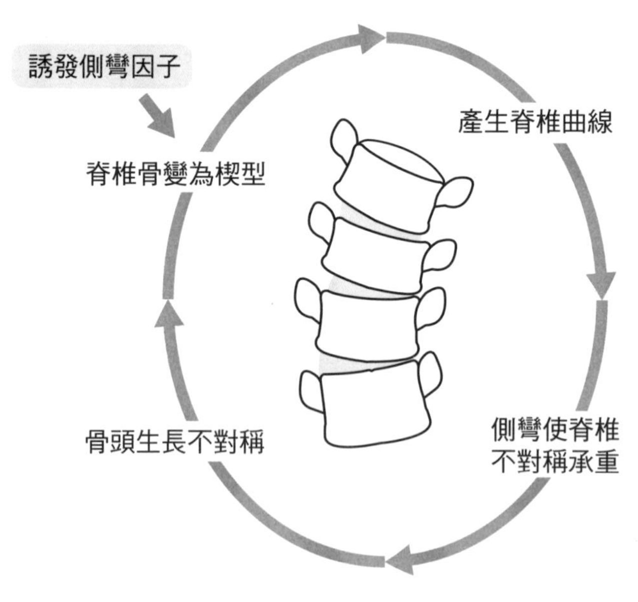

圖 4 脊椎側彎惡性循環

6. 荷爾蒙或代謝異常：

脊椎側彎也有可能與體內荷爾蒙分泌以及代謝有關。例如，生長激素、雌激素和褪黑激素的異常分泌就可能影響脊椎的正常生長和發育。

7. 營養失衡或是生活習慣不良：

營養失衡，特別是缺乏鈣和維生素 D，也可能對骨骼的健康和發育產生負面影響。同樣，特定類型的運動和生活方式也可能對脊椎的形狀和強度產生影響。

綜上所述，脊椎側彎的成因非常多，而且隨著脊椎側彎的程度不同，治療的方式也會有所調整。輕度脊椎側彎患者通常不需要侵入性的治療，而是通過定期監測和非手術的方法來控制症狀，如物理治療、使用矯正背架等，但如果嚴重的脊椎側彎，則可能需要透過手術來矯正脊柱的異常彎曲。

正因為脊椎側彎的影響從身體外觀到生理機能都有，治療方式也大不同，但脊椎對人體來說至關重要，進一步了解脊椎側彎的影響層面，採取最正確的方式治療和調整，才能讓自己擁有健康的脊椎，健康的人生！

CH 3 如何診斷脊椎側彎？

大多數的人應該都聽過脊椎側彎，因為這是常見的骨骼畸形，或許親朋好友間，就有人罹患脊椎側彎。先前提過，所謂的脊椎側彎，指的是從背後看，會發現脊椎有側向彎曲。

雖然這是常見的骨骼疾病，但想有效治療，準確的診斷和評估是相當重要的。以下先來介紹常見的脊椎側彎診斷和評估關鍵步驟。

脊椎側彎的關鍵診斷和評估流程

1. **身體檢查：**
   在不確定自己是否罹患脊椎側彎前，醫生會先進行身體檢查，觀察並評估患者的姿勢，特別是肩膀和骨盆的對稱性，如果出現不對稱的情況，就可能是脊椎側彎的指標。另外，醫生會測量是否有長短腳的狀況（圖 1）。

2. **X 光檢查：**
   這是脊椎側彎診斷的關鍵，透過 X 光片提供脊椎的詳細型態，可以讓醫生清楚看出脊椎的曲度和方向。在看 X 光片的時候，醫生會使用 Cobb's 角劃線方式，測量患者脊柱彎曲的程度，測量的步驟如圖 2。

3. **其他影像檢查：**
   如電腦斷層掃描（CT）和磁振造影檢查（MRI）可以提供更深入的脊椎結構圖像，有助於以進一步確認診斷，並評估脊椎側彎的嚴重程度。

醫學小講堂

如何判斷是否有長短腿？

所謂的長短腿就是指左右兩腿存在長度上的差異。長短腿不僅可能導致行走時的不適，還可能影響整個身體的姿勢和對稱性，進而影響脊椎健康。一般可以藉由以下方法判斷是否長短腿：

1. **視覺檢查**：站立時，觀察身體的對稱性。長短腿可能導致骨盆傾斜，從而影響肩膀水平線，使一側肩膀看起來比另一側高。
2. **直接測量**：最準確的判斷方法是通過直接測量。讓患者躺平，測量從骨盆的同一點（通常是髂前上棘 ASIS）到腳踝的距離，比較左右兩邊的差異。這種測量通常需要在醫療專業人員的指導下進行（圖 1）。
3. **X 光檢查**：在某些情況下，可能需要進行 X 光檢查來評估骨盆的對稱性和腿骨的實際長度，提供更準確的長短腿診斷。

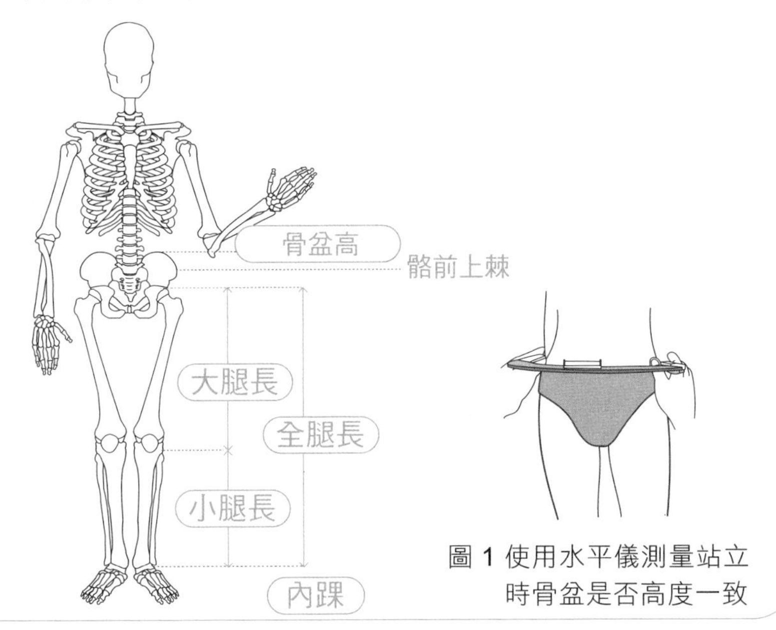

圖 1 使用水平儀測量站立時骨盆是否高度一致

醫學小 TIPS

Cobb's 角度是測量脊椎側彎程度的標準方法，通過 X 光影像進行。Cobb's 角度超過 10 度通常被認為是脊椎側彎，測量步驟如下：

1. 找到脊椎上下兩端傾斜度最大的椎體。
2. 沿著最上端椎體最上緣的平面劃一直線。
3. 沿著最下端椎體最下緣的平面劃一直線。
4. 兩直線的夾角就是側彎的角度，這個角度叫做「Cobb's 角」。
5. 測得的「Cobb's 角」越大，代表脊椎側彎越嚴重，對身體的影響也越大。

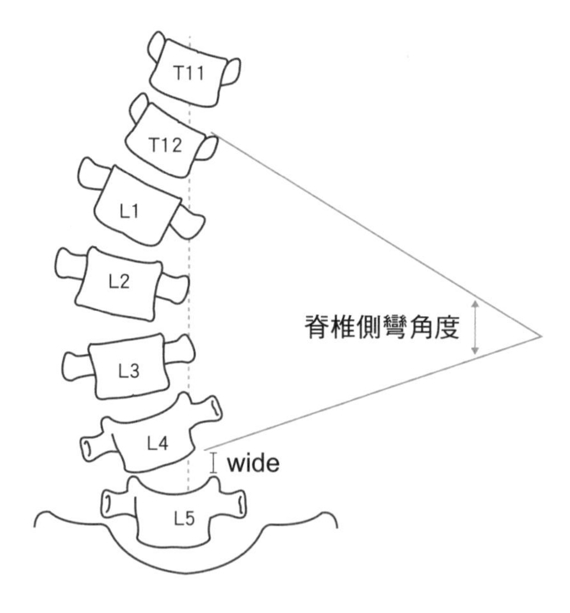

圖 2 Cobb's 角劃線測量脊椎彎曲程度

4. **骨齡檢查：**

骨骼成熟度是評估脊柱側彎的進展和選擇治療方法的一個非常重要的指標。

5. **骨密度測試：**

對老年的脊椎側彎比較重要，常見的骨質密度檢查方法有兩種，一種是超音波（QUS）測量腳踝、手腕或手指的骨質密度。另一種是用低劑量 X 光（DEXA）檢查腰椎或大腿骨。

6. **測量角度及方向：**

確診是脊椎側彎後，例如透過特定的體位測試（圖 3），觀察脊椎的彎曲程度和方向，以便確定治療方案。

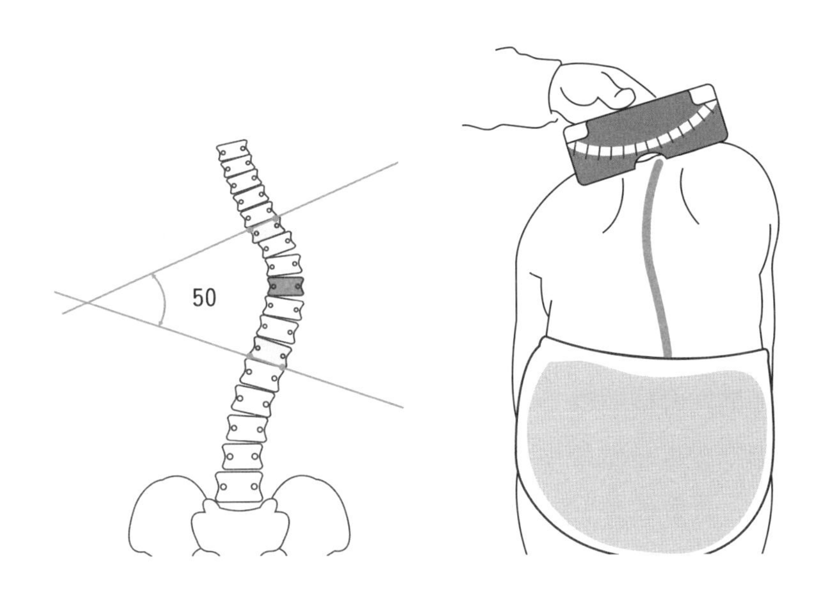

圖 3 脊椎彎曲測試（左）脊椎旋轉測試（右）

CH 4 常見的脊椎側彎分類與治療方法

先前已經提過，造成脊椎側彎的因素相當多，加上側彎的型態、嚴重程度還有年齡的影響，都會成為不同的脊椎側彎類型，並影響治療的方式。因此，在進一步談如何治療前，先來認識脊椎側彎的類別，以及每一類別獨特的特點和治療方法。

和「結構變化」有關的脊椎側彎

1. 功能性脊椎側彎

特點　脊椎本身沒有結構上的變形；由脊椎以外的因素導致，例如長短腳、骨盆歪斜或不對稱的姿勢習慣。

常見症狀　肩膀或髖部的不對稱；站立或行走時出現一側傾斜；背部肌肉緊繃或疲勞感。

治療方法　矯正不良姿勢和不對稱的姿勢習慣、使用墊片或鞋墊來矯正長短腳、物理治療和肌肉強化訓練、進行脊椎矯正的專業治療。

2. 結構性脊椎側彎

特點　脊椎骨骼本身有變形或異常，可能是先天性脊椎畸形、骨折癒合不良或其他骨骼疾病引起。

常見症狀　明顯的脊椎彎曲，通常在胸椎或腰椎區域，背部疼痛，尤其在活動或站立久後加劇；身體的一側肩膀或髖部明顯高於另一側；在嚴重病例中，可能影響呼吸和心臟功能。

治療方法　矯正手術，如脊椎融合手術；長期佩戴背架來矯正脊椎位置；定期進行專業的醫療檢查和監控，針對疼痛和不適進行對症治療，如止痛藥或物理治療。

和「病因」有關的脊椎側彎

1. 特發性脊椎側彎

特點　最常見的脊椎側彎類型，占所有病例的大多數。特發性脊椎側彎的具體原因尚不清楚，可能與遺傳因素有關。

常見症狀　在青春期生長迅速時通常就會顯現，包括不明顯的背部不對稱或肩膀、腰部不平衡等。

治療方法　輕度病例可以透過定期觀察和運動治療進行管理；中度至重度病例可能需要佩戴矯正背架或進行手術治療。

2. 先天性脊椎側彎

特點　此類的脊椎側彎主要原因在於胚胎發育階段脊椎形成不全或畸形所致（圖 1）。

常見症狀　早期發現的先天性側彎可能伴隨其他脊椎畸形，如肋骨融合等。

治療方法　此類型的治療通常更為複雜，可能需要早期介入和長期的矯正治療，包括手術。

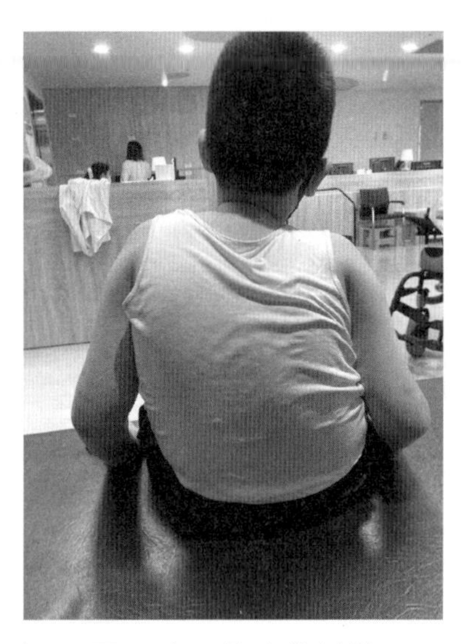

圖 1 先天性脊椎側彎

3. 神經肌肉性脊椎側彎

特點 此類脊椎側彎主要是因神經或肌肉疾病引起的脊柱變形（圖 2），例如脊髓性肌肉萎縮症（Spinal muscular atrophy, SMA）。

常見症狀 常會伴隨基礎神經肌肉疾病的其他症狀，如肌力減退或協調障礙。

治療方法 以控制基礎疾病為主，並透過物理治療、矯正背架或手術來管理脊椎的變形。

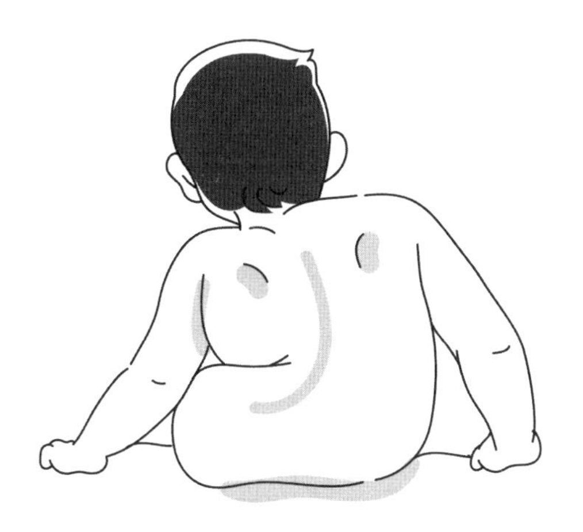

圖 2 脊髓性肌肉萎縮症是神經肌肉性脊椎側彎的一種

和「曲線型態」有關的脊椎側彎

1.C 型曲線

特點 脊椎出現單一方向的彎曲，形成類似英文字母「C」的形狀（見 48 頁上圖）。

常見症狀 包括一側肩膀或臀部較高，以及脊椎側面的明顯彎曲。

治療方法 根據彎曲的嚴重程度，治療方式可能包括運動、矯正背架或手術。

2.S 型曲線

特點 比 C 型更為常見的是 S 型脊椎側彎。會看到脊椎有兩處彎曲，形成「S」形（見 48 頁上圖）。

常見症狀　身體的左右不對稱更為明顯，包括肩膀和臀部的不對稱。

治療方法　治療策略類似 C 型曲線，但可能需要更為複雜的矯正方案。

3. 複合型曲線

特點　脊椎存在多處彎曲，形態複雜（圖 3）。

常見症狀　多重彎曲導致身體的形態更明顯異常，可能伴有疼痛或功能障礙。

治療方法　複合型曲線的治療通常需要個人化的治療計劃，包括專業的物理治療和可能的手術介入。

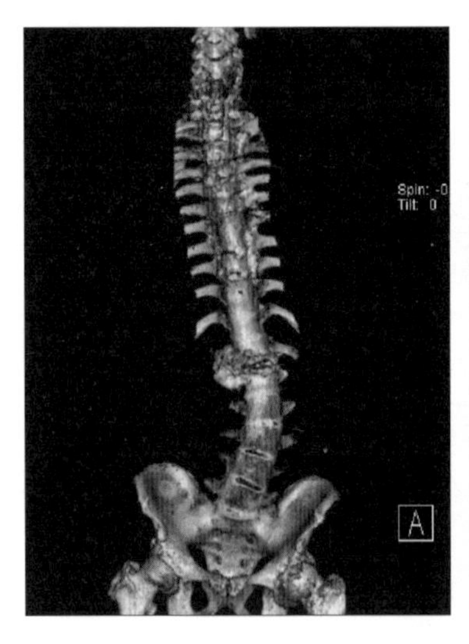

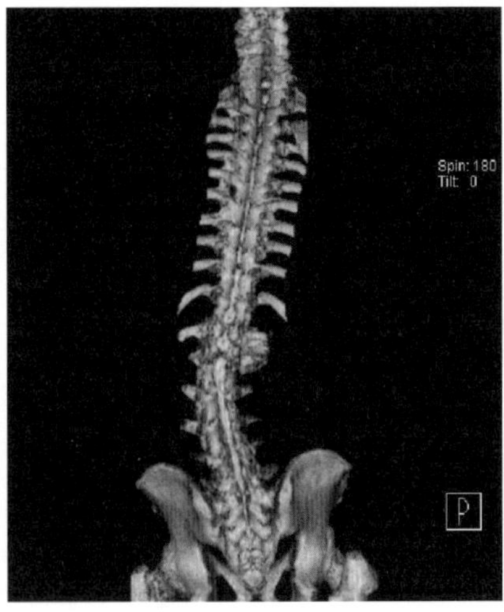

圖 3 複合型脊椎側彎的 3D 重建圖像

和「嚴重程度」有關的脊椎側彎

1. 輕度脊椎側彎

特點　脊椎彎曲的角度小於 25 度，通常不會引發身體的外觀或功能異常（圖 4）。

治療方法　通常不需要積極的治療，定期觀察即可。運動治療有助於增強背部肌肉，保持脊椎的穩定。

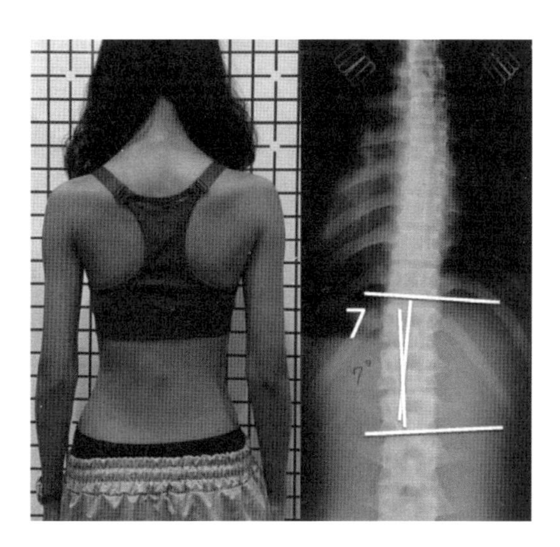

圖 4 輕度脊椎側彎 X 光影像

2. 中度脊椎側彎

特點　脊椎的彎曲角度在 25 度～ 45 度之間，這時可能已經對生活造成影響（圖 5）。

治療方法　需要佩戴矯正背架，以防止脊椎彎曲惡化。物理治療也是重要的治療手段。

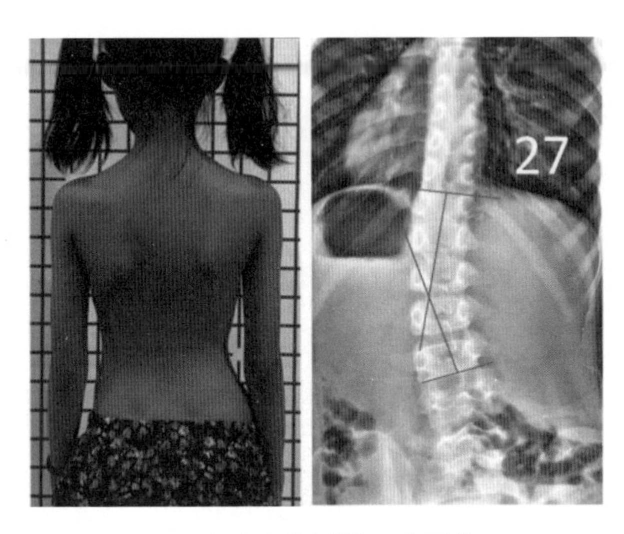

圖 5 中度脊椎側彎 X 光影像

3. 重度脊椎側彎

特點 脊椎彎曲的角度超過 45 度，脊椎重度側彎將對呼吸和心臟功能產生影響，需要積極的治療（圖 6）。

治療方法 需要透過手術來矯正彎曲程度，並防止對生理的進一步損害。

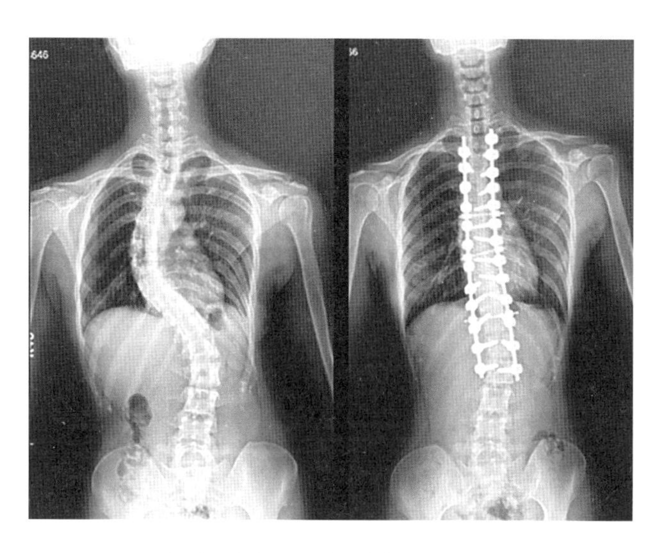

圖 6 重度脊椎側彎手術前（左）後（右）對照圖

和「發生年齡」有關的脊椎側彎

1. 兒童期脊椎側彎 Infantile Scoliosis

特點　出現在 3 歲以下的嬰幼兒，兒童期脊椎側彎屬特發性，具體原因不明。

常見症狀　因這個年齡階段的脊椎側彎不易被察覺，但家長有可能會注意到嬰兒躺下時身體不對稱。

治療方法　這時的治療主要依賴定期監測和使用身體矯正背架。在某些情況下，早期的物理治療和特定運動也可能有幫助。

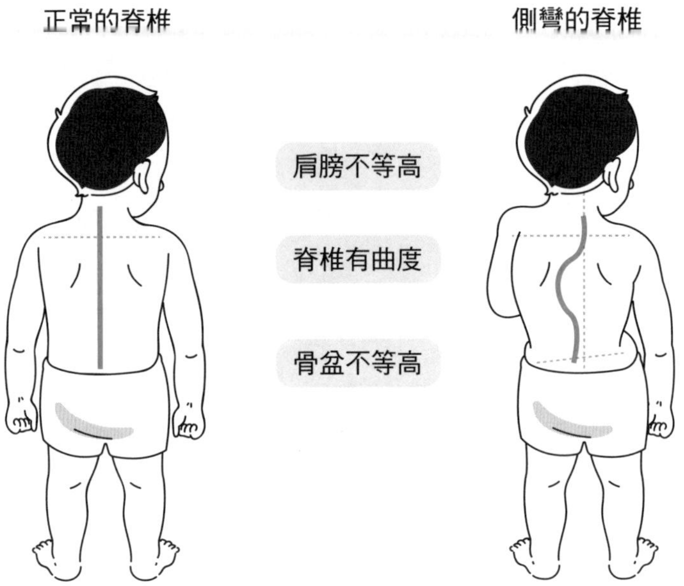

圖 7 少兒脊椎側彎的身體特徵

2. **少兒期脊椎側彎** Juvenile Scoliosis

特點 這類脊椎側彎發生在 4 ～ 10 歲的兒童身上。少兒期脊椎側彎比嬰兒期脊椎側彎更易被察覺，且可能伴隨較快的進展（圖 7、圖 8）。

常見症狀 包括明顯的脊椎側彎、身體不對稱，如一邊的肩膀比另一邊高。

治療方法 這一階段的治療可能需要佩戴矯形背架、定期物理治療以及必要時進行手術矯正。

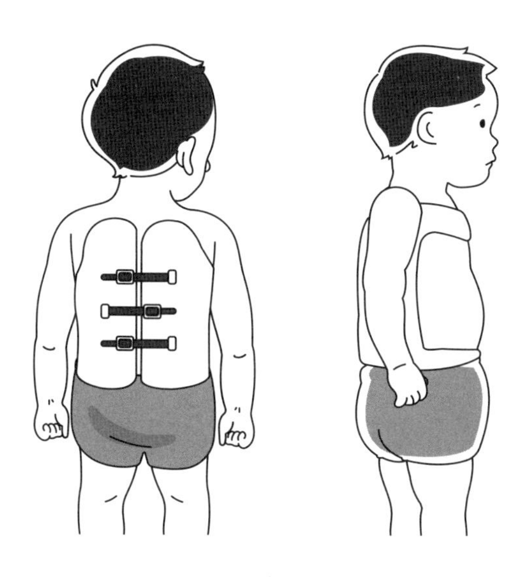

圖 8 少兒配戴矯形背架

3. **青少年期脊椎側彎** Adolescent Scoliosis

特點　最常見於 11 ～ 18 歲的青少年，這是脊椎側彎發病率最高的階段，特別是在女性青少年中（圖 9）。

常見症狀　除了脊椎明顯側彎外，還可能出現肩膀和腰部不對稱、行走姿勢異常等。

治療方法　治療方法包括佩戴背架、物理治療，以及在嚴重情況下的手術矯正。

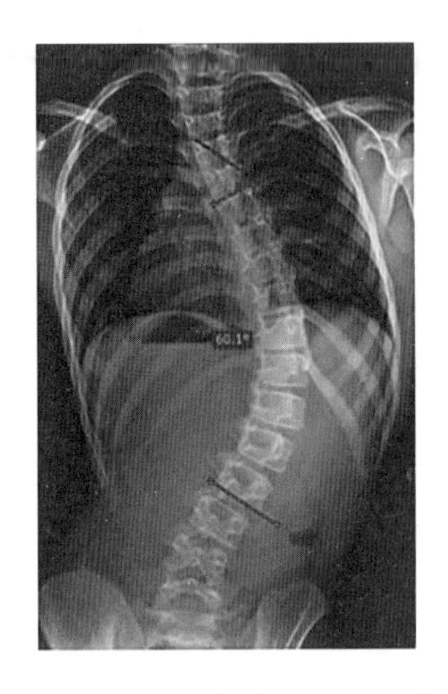

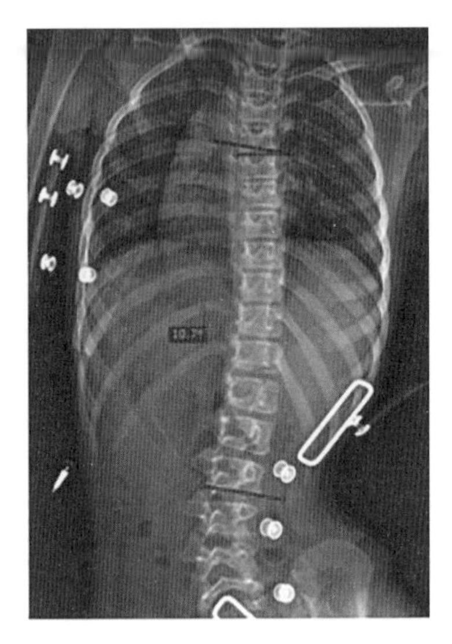

圖 9 青少年脊椎側彎的典型體徵，原脊椎側彎 60 度，穿戴專利夜間氣囊背架矯正時，角度可達近 11 度

4. 成年人脊椎側彎 Adult Scoliosis

特點 成人脊椎側彎可能是從兒童時期延續下來，或因為和年齡有關的脊椎退化而發生。

常見症狀 可能包括持續背痛、背部肌肉僵硬以及脊椎排列不佳造成的身體不對稱。

治療方法 成人脊椎側彎的治療重點是緩解疼痛和防止進一步的脊椎變形。包括物理治療、疼痛管理和在必要時的手術治療。

5. 老年人脊椎側彎

特點　因年齡增長而出現的脊椎側彎，通常因年齡產生的退化或變化相關，例如：骨質疏鬆、肌肉萎縮、腰椎間盤變性和關節炎等。

常見症狀

姿勢不良：老年人脊椎側彎可能導致姿勢不良，並進一步導致其他健康問題，例如頸部和背部疼痛、肌肉疲勞和膝蓋疼痛。

呼吸問題：如果脊椎側彎嚴重，還可能壓迫肺部，導致呼吸問題。

心臟問題：老年人脊椎側彎可能會影響心臟功能，導致心臟問題。

行動受限：老年人脊椎側彎可能會影響行動能力和平衡，增加跌倒風險。

治療方法　老年人脊椎側彎的診斷和治療以減少可能的健康問題和提高生活品質。包括物理治療、骨科手術或其他適當的治療方法。除了治療外，老年人還應該注意保持良好的姿勢、適當的運動、均衡的飲食和避免壓力過大，以減緩老年人脊椎側彎的進一步惡化。

Part 2

運動療法：
脊椎側彎治療新趨勢

提到脊椎側彎，很多人可能都會擔心，是不是最終只能靠手術了。其實治療脊椎側彎有許多方法，讓人想不到的是，看似保養用的「運動」，其實功勞不小呢！

近年來，醫學界越來越重視運動在脊椎側彎中的療效，因為透過運動，不僅能夠幫助控制和減緩脊椎的進一步彎曲，還能改善身體的機能和生活品質。

為什麼運動在脊椎側彎的治療越來越受到重視呢？可以從以下幾點來看：

1. **增強肌肉力量和柔韌性：**

   特定的運動能夠加強背部、腹部和脊椎周圍的肌肉，有助於支撐脊椎，減少不必要的壓力和扭曲。

2. **改善姿勢和平衡：**

   定期進行運動可以改善患者的整體姿勢和平衡能力，有助於減少脊椎的不均勻負荷。

3. **緩解疼痛和不適：**

   適當的運動可以有效緩解因脊椎側彎帶來的背部疼痛和僵硬。

4. **提高生活品質：**

   運動能夠提高患者的身體健康狀態和自信心，從而提升整體生活品質。

CH 1 認識脊椎特定運動 PSSE

物理治療脊椎側彎的特定運動 Physiotherapy Scoliosis Specific Exercises，簡稱 PSSE，是指針對脊椎側彎患者設計的特殊運動治療方法，讓患者經由每天執行運動，改善身體姿勢、動作模式、感覺功能以及日常生活習慣，控制並減緩側彎的惡化，以增進穿戴背架的效果，和降低需要手術的可能性。

目前脊椎側彎保守療法的趨勢包括長期觀察、特定運動以及背架治療。這些方法都是藉由非手術的方式來減緩脊椎側彎的惡化，以避免發生相關的疼痛提高患者的生活品質。

目前各國有許多單位發展不同的特定運動和介入模式，以下是較為知名的七個學派。

1. 法國：里昂方法（Lyon Approach, Franch）

創始　由 Stagnara 博士建立。

特點　結合 PSSE 和非對稱剛性扭轉背架（ARTbrace）。傳統上著重在背架的使用，近來則加入特定運動以協助治療（圖 1）。

治療內容　評估確認影響治療的因素、PSSE、個案教育、脊椎的三維鬆動、髂腰角鬆動、以及日常生活活動中的坐姿矯正。

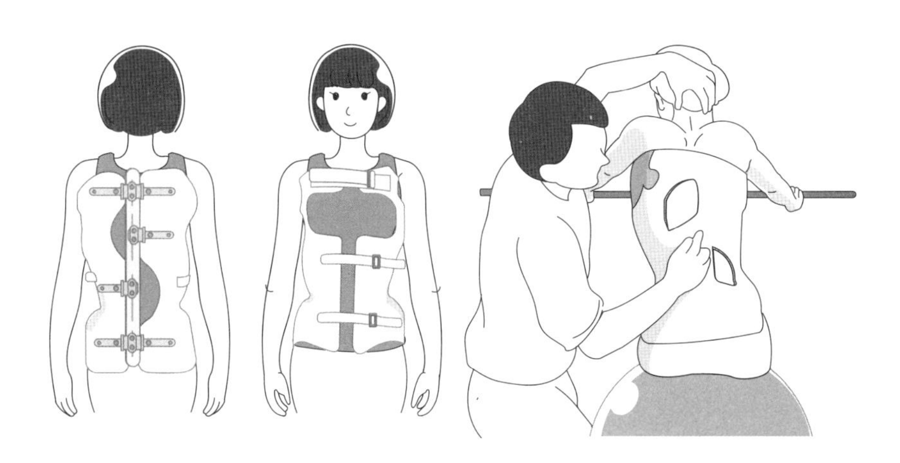

圖 1 ARTbrace 背架正反片穿著示意（左）；治療師指導穿著背架的病人在球上做運動（右）

2. 德國：施羅斯方法（Schroth Method, German）

創始　由 Katharina Schroth 於 1920 年建立。

特點　由自身經驗開發。主動的三維姿勢矯正、矯正呼吸和姿勢本體感覺矯正是構成施羅斯脊椎側彎治療方法的基礎。強調全天的姿勢矯正，以改變習慣性的姿勢並改善骨骼排列、疼痛和曲線進展。

治療內容　主要用於特發性脊椎側彎，包括青少年特發性脊椎側彎（AIS）和晚期青少年特發性脊椎側彎（JIS）。教導患者運用自體延伸、偏轉、去旋轉、矯正呼吸和穩定性五個原則進行三維矯正、以及在日常生活活動中包含休息、坐著或站著時進行姿勢矯正（圖2）。

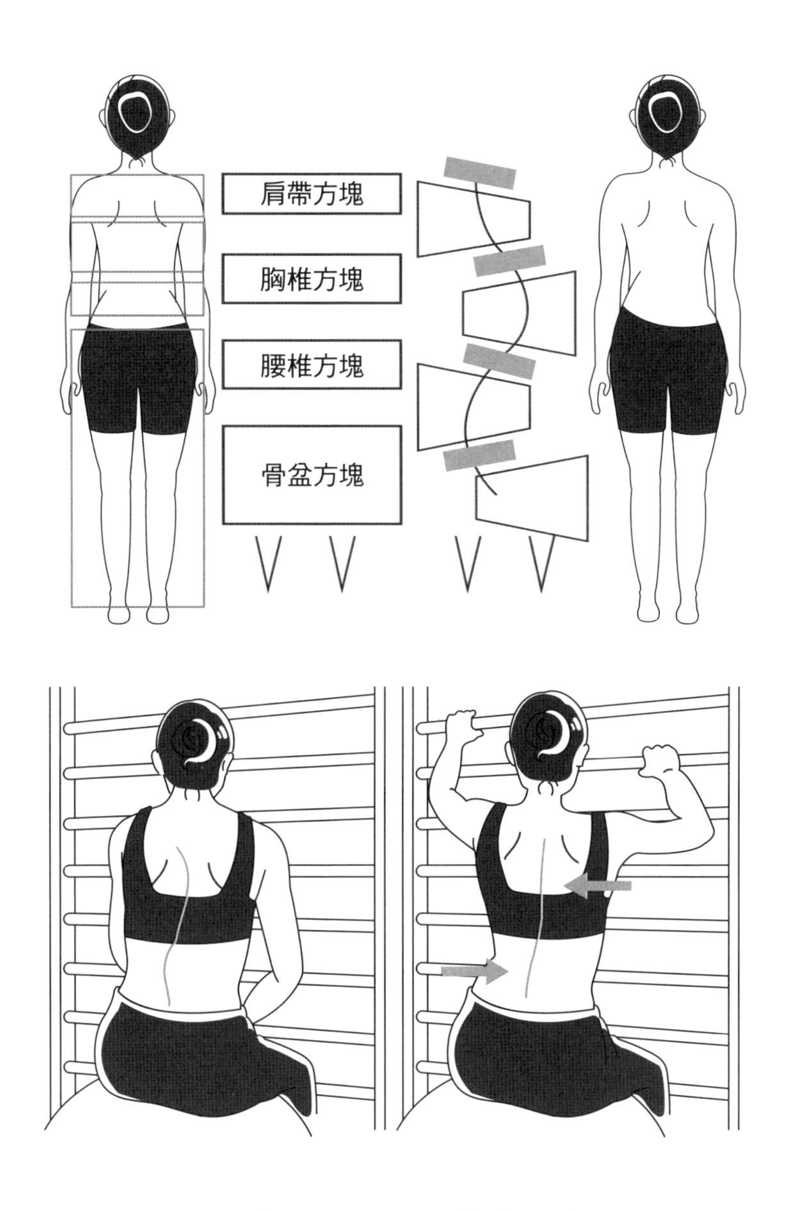

圖 2 施羅斯分類系統的示意圖（上）；病患在鏡子前、坐在球上練習梯背架矯正（下）

3. 義大利：脊椎側彎科學鍛煉方法
（Scientific Exercises Approach to Scoliosis, SEAS, Italy）

創始 Michele Romano 和 Alessandra Negrini 開發，客製化的訓練計畫，起源於里昂方法。

特點 主動的三維自我矯正訓練，以恢復姿勢控制和改善脊椎穩定性，強調治療團隊的介入。

治療內容 將特發性脊椎側彎分為單曲線、雙曲線或三曲線，再根據曲線頂點的位置分類。主動三維自我矯正是治療關鍵，而不同進展程度的青少年會配合不同程度地使用不同的背架（圖 3），成年人的目標是穩定脊椎和防止曲線進展。團隊成員包含醫師、物理治療師、輔具師和個案家屬。

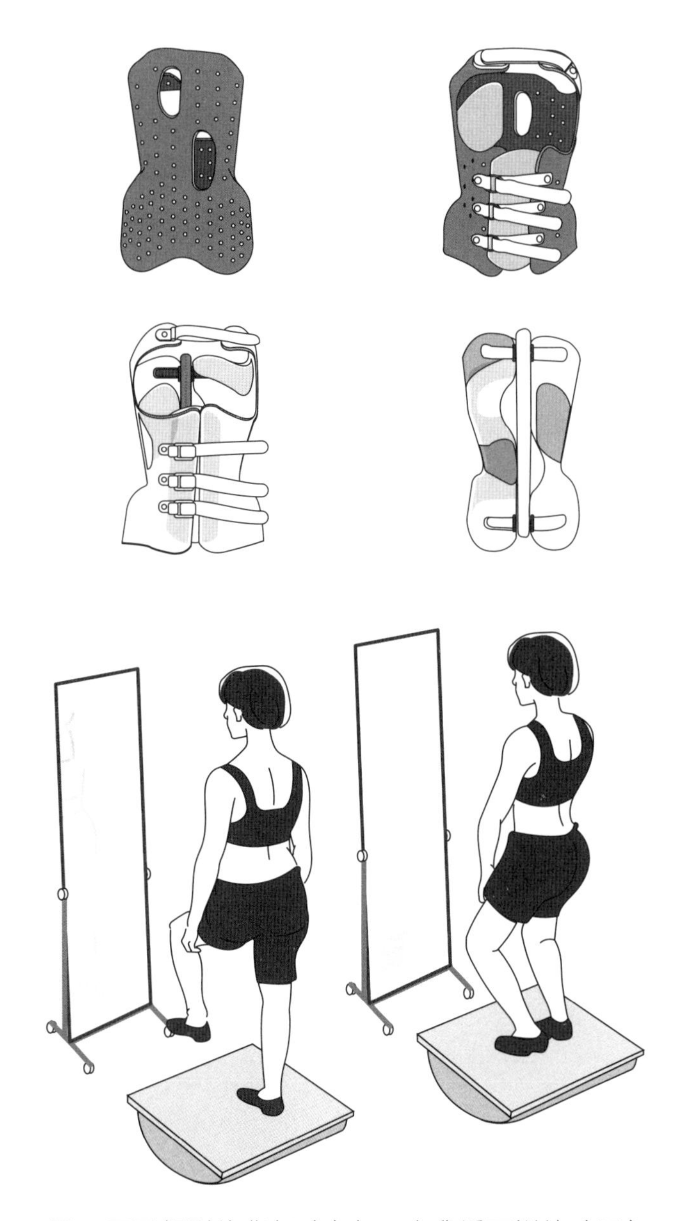

圖 3 不同類型的背架（上）；自我矯正訓練（下）

4. 西班牙：巴塞隆那脊柱側彎物理治療學派
（Barcelona Scoliosis Physical Therapy School, BSPTS, Spanish）

創始　Gloria Quera-Salvá 和 Manuel Rigo 依施羅斯方法教授，後繼者創建改良的脊椎側彎物理治療方法。

特點　基於施羅斯方法開發，包含認知、感覺運動和動覺訓練的治療計畫。根據「惡性循環」模型來教導患者改善脊椎側彎。

治療內容　主要用於特發性脊椎側彎，其他類型的脊椎側彎可使用修改後的原則治療。

分類法（圖 4）與治療方法都是基於施羅斯方法進一步發展，並且進行客製化，也強調在生活中隨時保持良好的姿勢。治療原則與背架概念相容，如 Rigo-Chêneau 背架（圖 5），目的是獲得最佳的三維矯正效果。

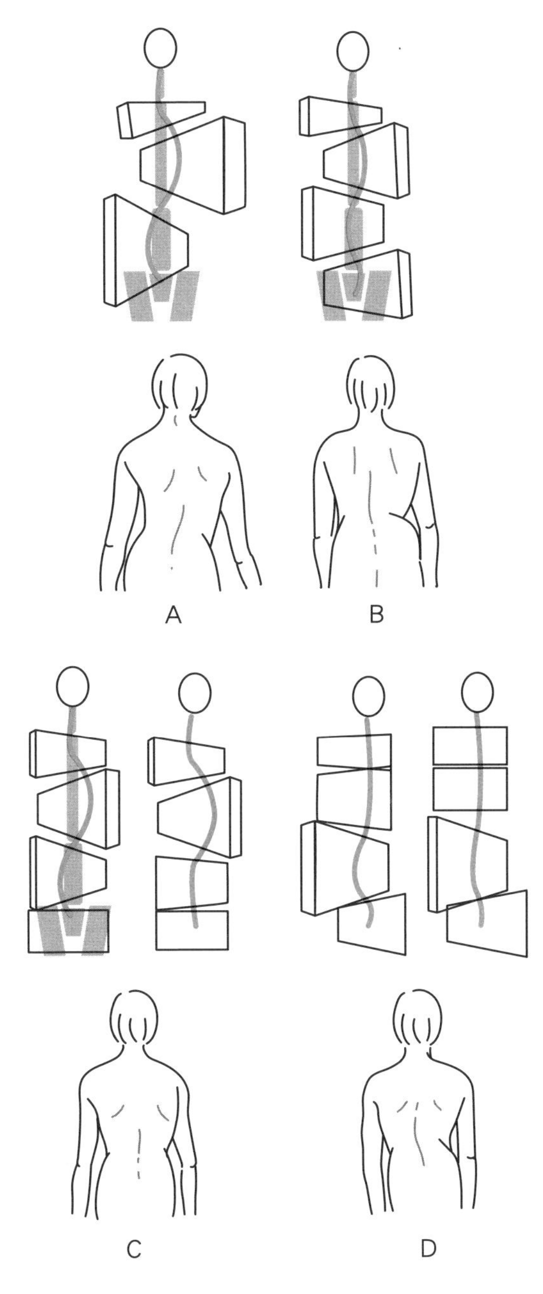

圖 4 脊椎側彎的分類

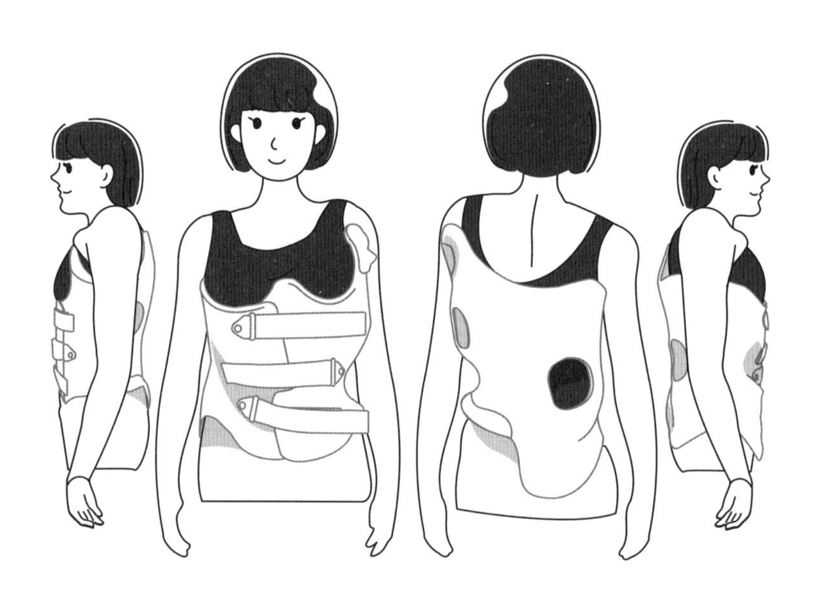

圖 5 展示 Rigo-Chêneau 背架的設計和佩戴方法

5. 波蘭：Dobomed 方法（Dobomed Method, Poland）

創始 由 Krystyna Dobosiewicz 於 1979 年開發。

特點 主動的三維矯正中，特別強調胸椎的後凸化和（或）腰椎的脊椎前凸化（圖 6）。獨特之處在於骨盆和肩帶的對稱定位方式，目的在於解決軀幹畸形和呼吸功能障礙問題。

治療內容 依據其發展的脊椎側彎分類進行個人化訓練計畫，包含不對稱的主動運動、胸椎鬆動術、去旋轉、呼吸技術等。可與 Cheneau 背架結合使用。

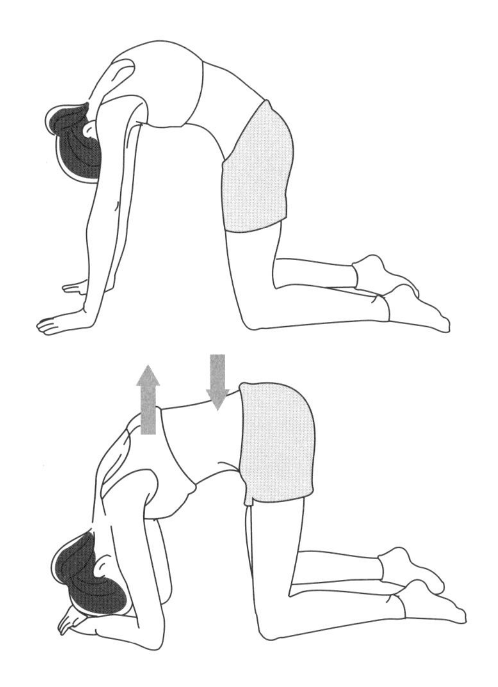

圖 6 Dobomed 方法的特定訓練動作

6. 波蘭：脊椎側彎的功能性個人化治療（Functional Individual Therapy of Scoliosis, FITS, Polish）

創始　由 Marianna Bialek 和 Andrzej M'hango 於 2004 年創立。

特點　強調每個個案的脊椎側彎都是獨特的，根據個體特徵分為輕度、中度或重度，而根據其獨特性設計個人化的治療方案（圖 7）。建議所有青少年特發性脊柱側彎的患者都接受 FITS 治療。

治療內容　包含患者檢查和教育、矯正準備和三維矯正。由仰臥開始練習呼吸，誘發呼吸進入胸腔凹陷，再逐漸進展到坐姿和站姿，矯正亦由坐姿進展到站立、行走時。

對於青少年，積極性治療以避免生長期結束前的曲線進展；對於成年人，則專注於避免脊椎側彎的惡化和改善症狀。

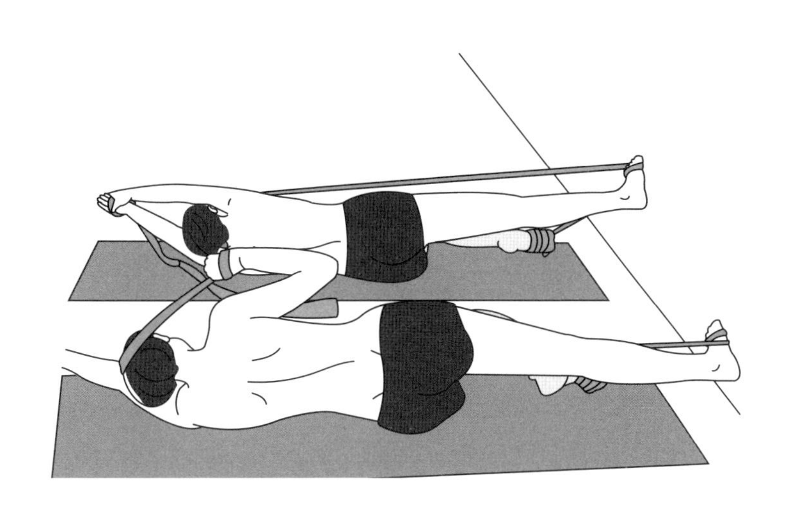

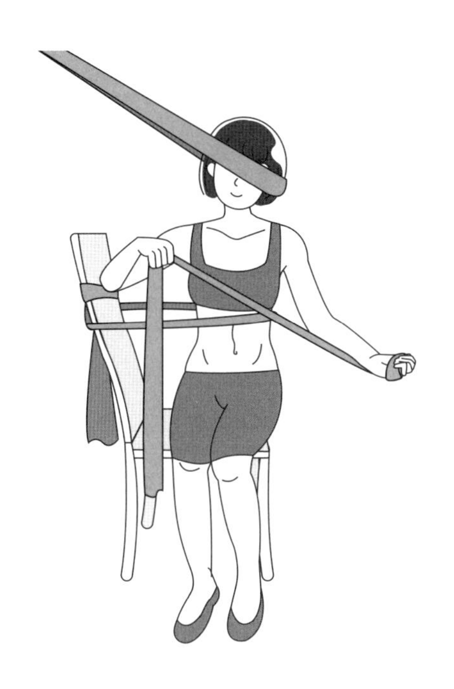

圖 7 利用彈力帶做不同的動作

7. 英國：梅塔博士的側移運動（Side Shift Exercise, United Kingdom）

創始　由 Min Mehta 博士於 1984 年開發。

特點　基於脊椎側彎曲線的彈性，透過側移運動的重複動作（圖 8），調整身體的組織，治療兒童先天性脊椎側彎。

治療內容　側移運動包含掛勾和掛勾側移兩個主要練習，可以在坐姿或站姿下進行，也可以使用或不使用背架。加上與施羅斯和 Dobomed 方法相同的呼吸技術，肌肉的活化、控制，以及關節和軟組織的鬆動等。

以上這些不同國家和學派的特定運動方法，各有其特色和重點，為脊椎側彎患者提供了多樣化的治療選擇，這些方法的目標都是藉由改善脊椎的姿勢和功能，來控制和減緩側彎的惡化。

參考文獻

1. Berdishevsky H, Lebel VA, Bettany-Saltikov J, Rigo M, Lebel A, Hennes A, Romano M, Bia ek M, M'hango A, Betts T, de Mauroy JC, Durmala J. Physiotherapy scoliosis-specific exercises - a comprehensive review of seven major schools. Scoliosis Spinal Disord. 2016 Aug 4;11:20.

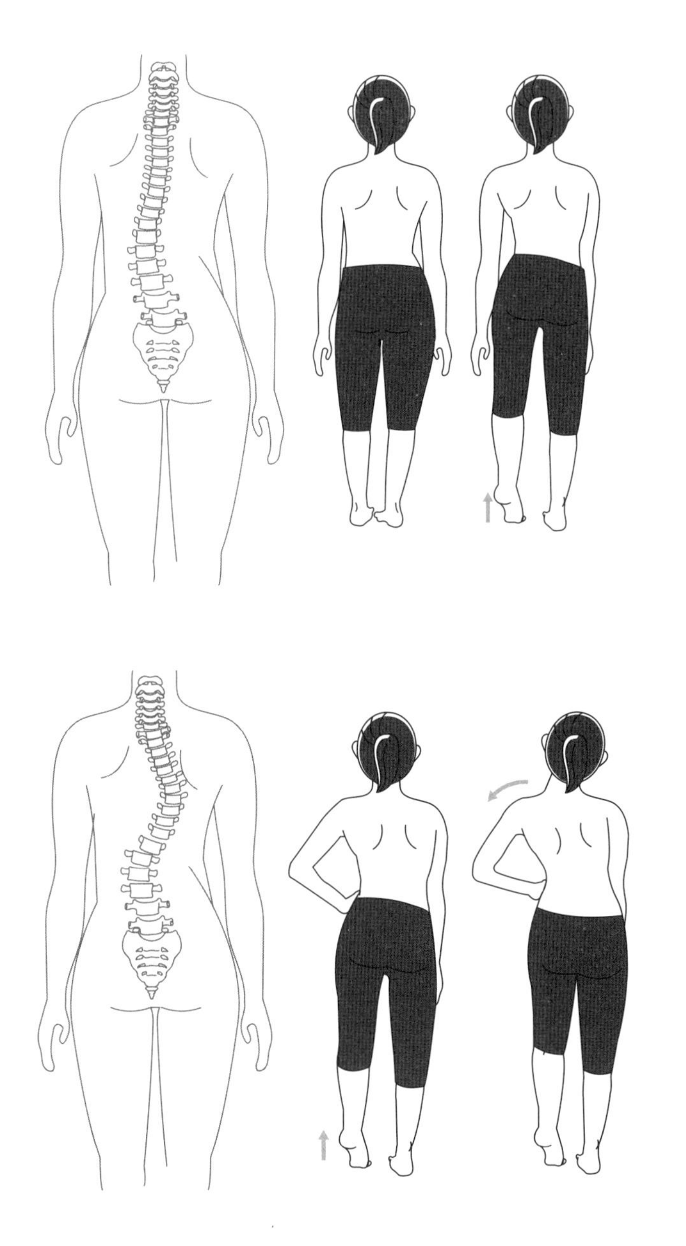

圖 8 站立時，將左腳尖踮起（上）；站立時，先將左腳尖踮起，再將上身向左側傾斜（下）

CH 2 脊椎運動治療選擇：脊椎側彎特定運動 PSSE

雖然脊椎物理治療從出現到今天已經有一段歷史了，也發展出不同的學派。這些學派各有優缺點。如今，PSSE 特定運動的出現，為患者提供一個全面、靈活且科學驗證的脊椎側彎治療選擇。

PSSE 運動特色

1. **個體化運動計畫**：根據每位患者的脊椎側彎類型、程度和身體狀況，設計專屬的運動計劃。同時考量患者的年齡、性別、生活習慣等因素，確保運動計劃的個體化和實用性。
2. **三維姿勢矯正**：針對脊椎前後、左右、上下三個平面進行姿勢矯正，並透過專門的運動和訓練，改善脊椎對稱性和平衡。
3. **結合支撐與運動**：將日常佩戴的支撐裝置（如背架）與專門的運動相結合，以達到最佳治療效果。也會隨著療程，定期調整支撐裝置，以適應患者的身體變化和治療進展。
4. **呼吸與肌肉控制訓練**：通過專門的呼吸技巧，加強脊椎和軀幹周圍肌肉的控制能力，同時增強肺功能，改善整體體能和耐力。
5. **教育和自我管理**：提供患者關於脊椎側彎的知識，讓患者能夠在日常作息時，自我管理及矯正技巧，如正確的坐姿和站姿等，提升整體效果。
6. **持續評估與調整**：定期對患者進行身體狀況和治療效果的評估，並根據評估結果，及時調整運動計劃和治療策略。

7. **實證醫學與研究**：結合最新的科學研究和實證醫學成果，更新運動方法，同時積極參與臨床研究，以驗證和改進治療效果。

以下介紹本書所為您設計的居家 PSSE 原則：

1. **靜態姿勢矯正運動**：也就是三維平面的校正，包括呼吸運動、延伸拉長以及調整排列，運動會因為身體是否有支撐而有難易程度之分。當此階段運動可以維持正常呼吸，且脊椎維持在正中姿勢，才能進行下一個階段的運動。
2. **動態核心穩定運動**：包括抬手運動、蚌殼運動、抬腳運動以及單腳抬起旋轉運動。姿勢由躺姿到趴姿到側躺以及四足跪姿。當此階段運動可以維持正常呼吸，且脊椎維持在正中姿勢，會逐步進行下一個階段的運動。
3. **直立姿勢動態核心穩定運動**：包括弓箭步運動，單腳站加後抬腳運動以及星星站姿運動。當此階段運動可以維持正常呼吸，且脊椎維持在正中姿勢，會逐步進行下一個階段的運動。
4. **最後是肌耐力練習**：包括棒式運動以及側棒式運動。

改善脊椎側彎，打造專屬你的 PSSE

在進行 PSSE 運動前，請務必先了解自己脊椎側彎的曲度，以下運動適用於脊椎側彎角度小於 45 度的個案，可避免或限制曲度惡化，並提高治療效果，減緩病情進展，並改善患者的生活品質。

進行平躺／側躺／趴姿的靜態姿勢矯正

呼吸運動
延伸拉長
調整排列

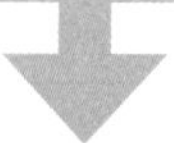

坐姿／站姿下

可以維持正常呼吸，脊椎在正中姿勢

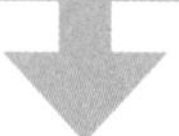

平躺／側躺／趴姿／四足跪姿的動態核心穩定運動

抬手運動
蚌殼運動
抬腳運動
單腳抬起旋轉運動

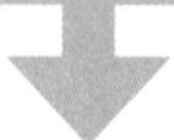

直立姿勢動態核心穩定運動

弓箭步

單腳站＋後抬腳

星星站姿

肌耐力練習

棒式

側棒式

※ 注意事項：此導覽圖僅供參考。若有任何身體不適，請務必先就醫診治，再依個人所需，選擇上列適當運動方式。

★以下示範皆以胸椎凸右側、腰椎凸左側為例，若要執行以下運動，請先和醫師或治療師確認脊椎側彎的方向。

協助放鬆肌肉，降低疼痛焦慮，
並透過肋骨活動維持胸椎彈性。

1 呼吸運動

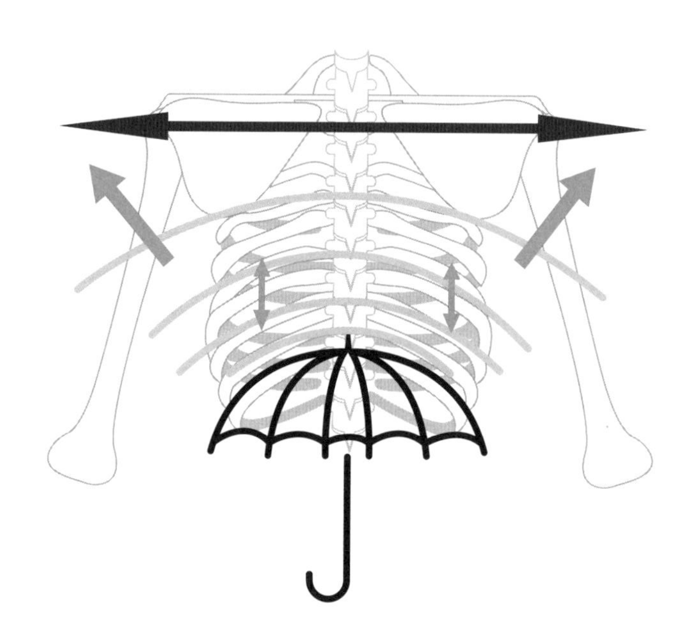

圖 1 吸氣時，橫隔膜會下降並擴張，內肋間肌會將肋骨間的空隙撐開並延長，就像雨傘被打開一樣

當我們吸氣時，橫隔膜會下降並擴張，內肋間肌會將肋骨間的空隙撐開並延長，就像雨傘被打開一樣，打開肋骨擴張塌陷的地方，讓結構更穩定。也可以用單側鼻孔的呼吸練習，增加同側肺部的擴張，例如左側肋骨比較凹就用左側鼻孔呼吸。

靜態姿勢
矯正運動

協助放鬆肌肉，並且將凹側撐開。

2 側躺的呼吸練習

重點 側躺在左側用呼吸將右側腰撐開，想像將右側骨盆和左側肋骨拉開。

❶ 左側側躺，利用重力將左胸椎凹側打開。

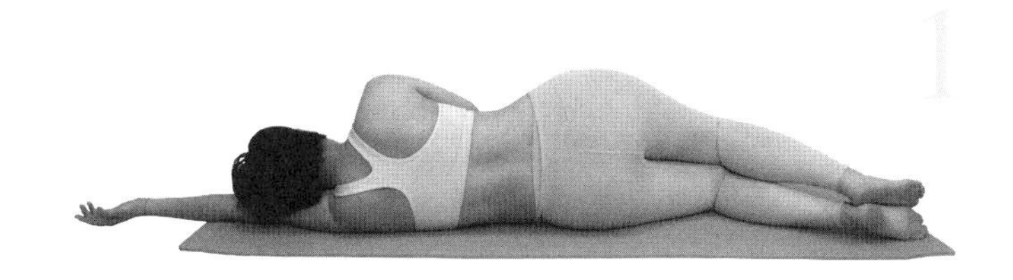

❷ 手摸側腰（約肋骨下方的位置），慢慢吸氣將右側腰撐開，維持 5 秒。

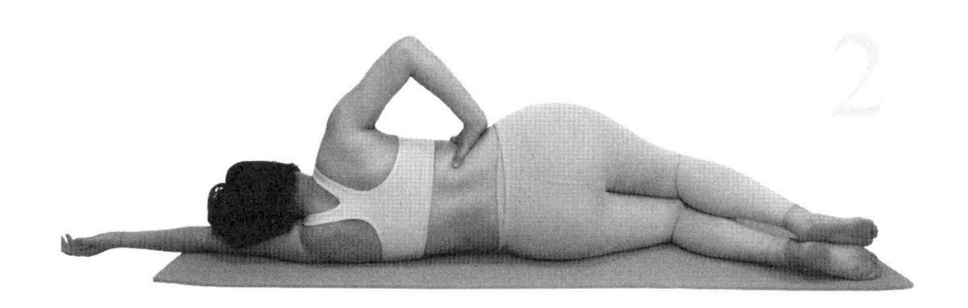

❸ 之後再慢慢吐氣 5 秒，每回合重複 10 次。

矯正肩膀向前旋轉，及將肋骨凹側撐開。

3 趴下的呼吸練習

重點 感受前側肋骨在瑜伽墊的壓力平均，對於曲度在胸椎的個案可透過手的位置讓肩膀旋轉下降，例如胸椎凸右側，可以將右手枕在頭下方。

❶ 動作過程中，要感受前側肋骨在瑜伽墊的壓力要平均，可以將右手枕在頭下方。

1

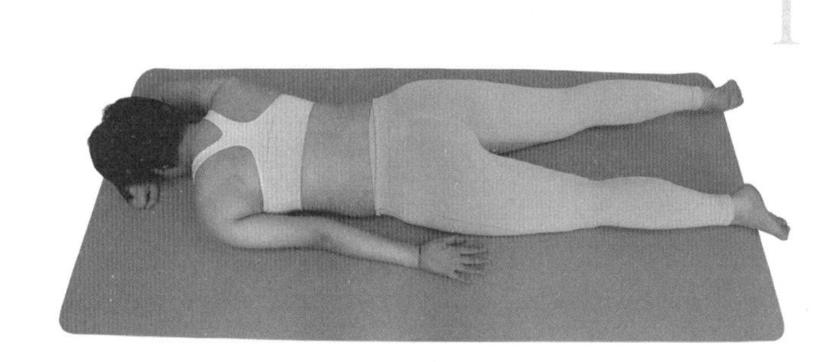

② 手摸側腰（約肋骨下方的位置），吸氣將凹陷處撐開，維持 5 秒，之後吐氣 5 秒，每回合重複 10 次。

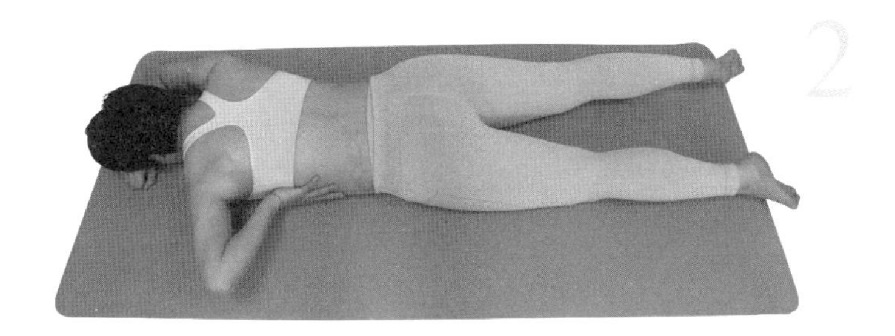

TIPS

如果手摸不到肋骨，可以將毛巾放在肋骨下方位置上提供感覺回饋。

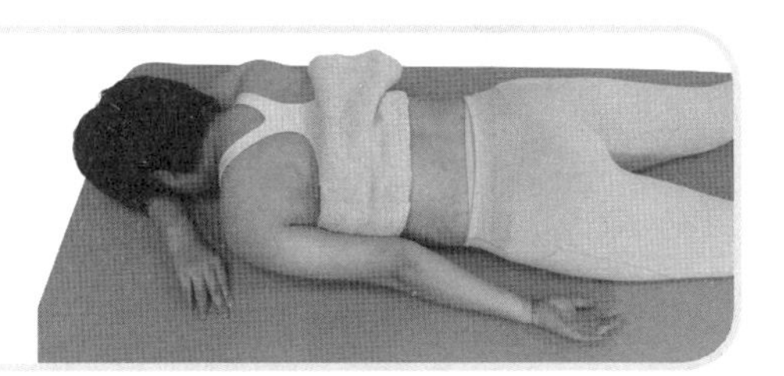

矯正骨盆承重，及將肋骨凹側撐開。

4 坐姿的呼吸練習

重點 感覺兩側臀部在椅面的壓力一致，將重心放在凹側脊椎的臀部，手摸肋骨吸氣將凹側的胸廓撐開。

❶ 感覺兩側臀部在椅面上的壓力一致，將重心放在凹側脊椎的臀部。

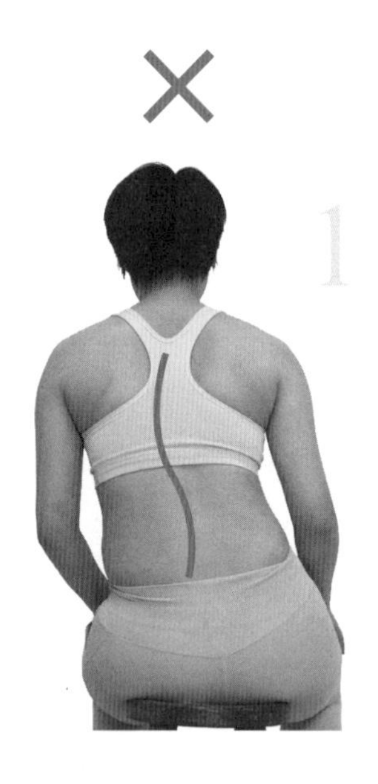

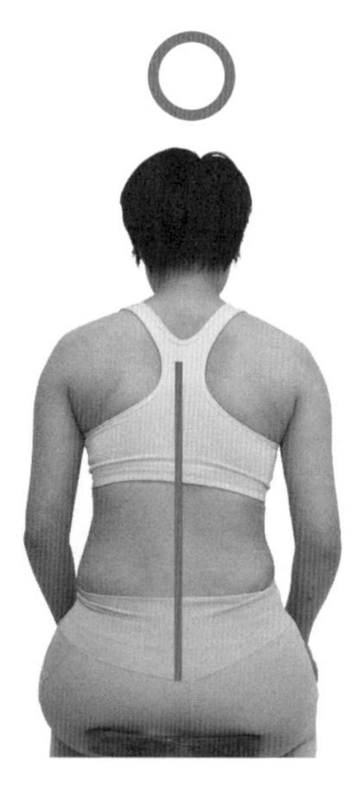

調整後

② 一手摸左側胸廓，一手摸右側腰（約肋骨下方的位置），吸氣將凹側撐開維持 5 秒。

③ 之後吐氣 5 秒，每回合重複 10 次。

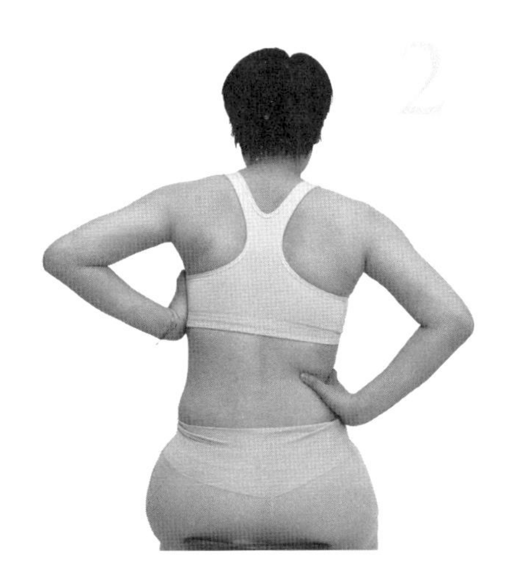

穩定脊椎結構，讓脊椎壓力均勻分布。

5 延伸拉長運動

重點 延伸、拉長脊椎，就像拉伸一塊皺皺的布，把彎曲的脊椎拉直。

❶想像拉伸一塊皺皺的布，或有一條線從頭頂往上拉，把彎曲的脊椎拉直，類似撐開雨傘的概念。

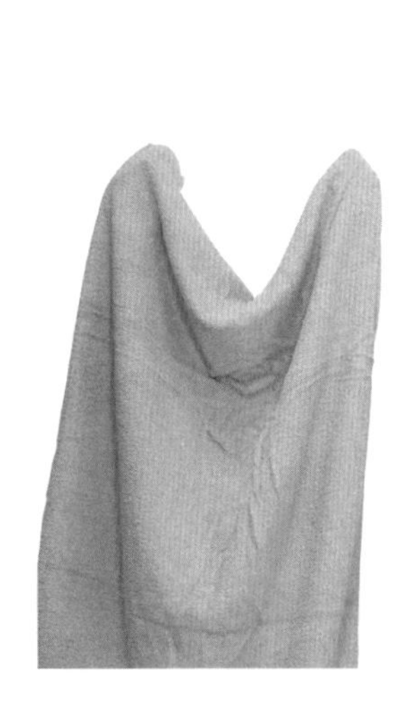

1

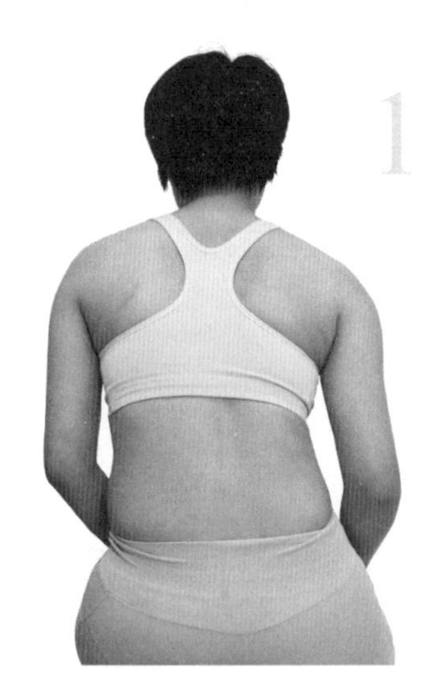

延伸前

❷ 吸氣時橫隔膜下降擴張，內肋間肌在吸氣時會將肋骨間的空隙撐開並延長，就像雨傘打開的結構會更穩定。

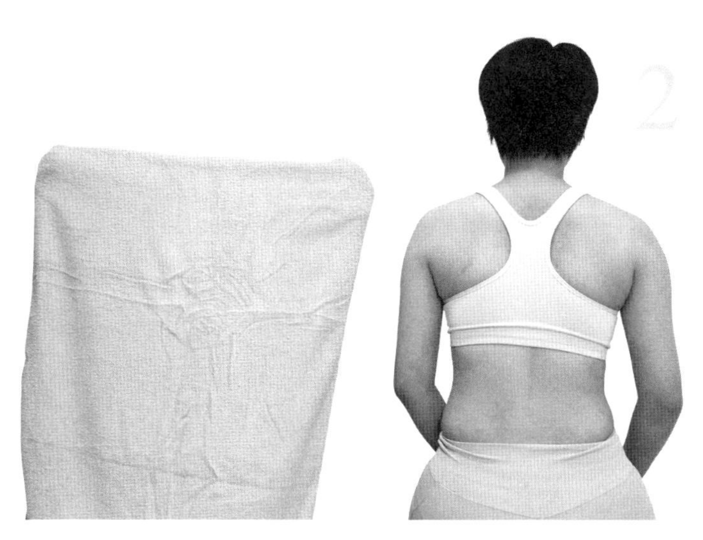

延伸後

穩定脊椎結構，讓脊椎壓力均勻分布。

6-1 調整排列運動：找到骨盆正中位置（左右切面）

重點 脊椎是立體構造，有三個平面，分別是左右切面、前後切面、水平切面，三個平面都在正中的時候，脊椎的壓力較能平均分布。

❶ 想像骨盆像一顆球或一碗水，手插腰將骨盆往前轉和往後轉，找到向前向後中間的位置。

❷ 骨盆向前轉，做出翹臀部的動作，腰部前凸弧度會比較明顯。

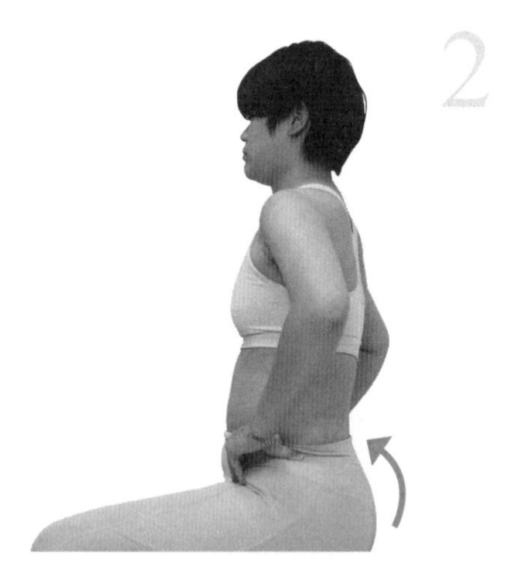

骨盆向前轉

❸ 骨盆向後轉，做出捲臀部的動作，腰部前凸弧度消失，會變得比較平。

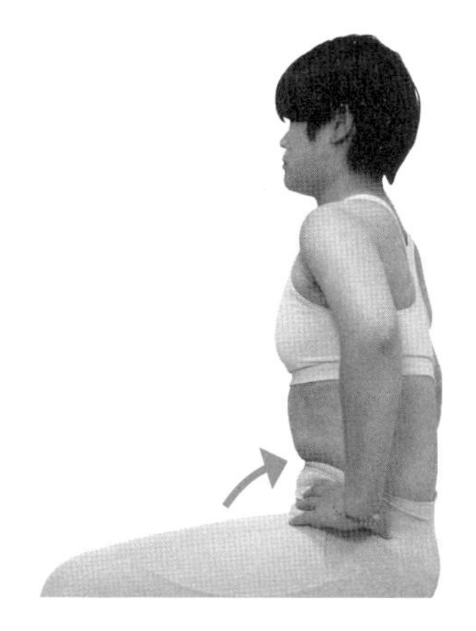

骨盆向後轉

❹ 找到骨盆向前轉和向後轉活動範圍的中間位置就是骨盆的正中位置。

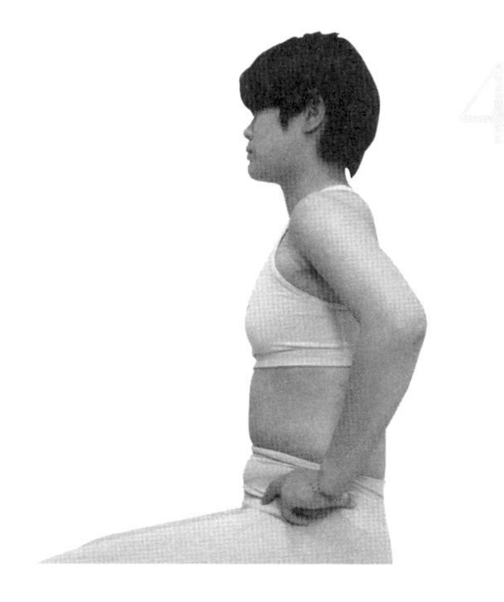

骨盆正中位置

矯正脊椎側彎。

6-2 調整排列運動：矯正側彎（前後切面）

❶ 將骨盆和側腰往中心線靠近，讓肩膀和臀部呈一直線。

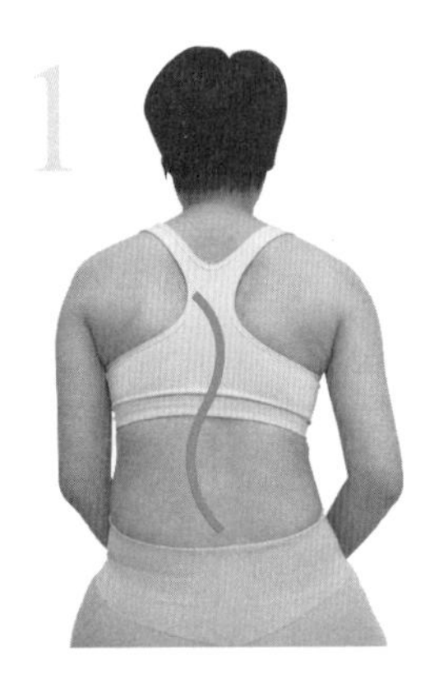

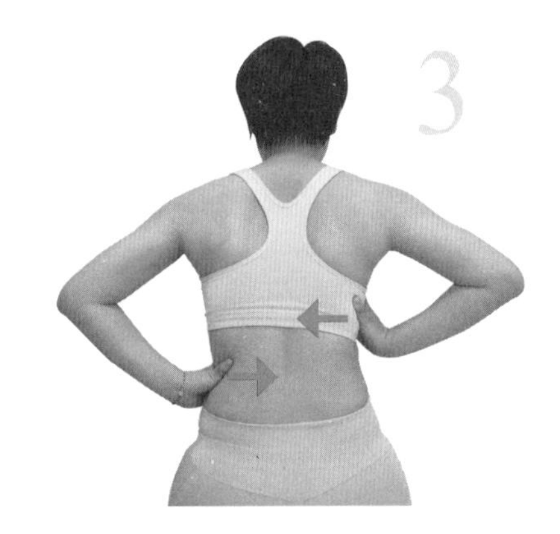

❷ 以脊椎側彎凸邊在右側胸椎左側腰椎為例。

❸ 將手放在脊椎的凸邊（圖片中右側胸部及左側腰部），想像將凸側脊椎往中間靠近。

TIPS

旋轉的程度和方向每個人的差異很大，請與治療師和醫師討論執行的方式，目標是減少脊椎的扭轉並降低背部的凸起。

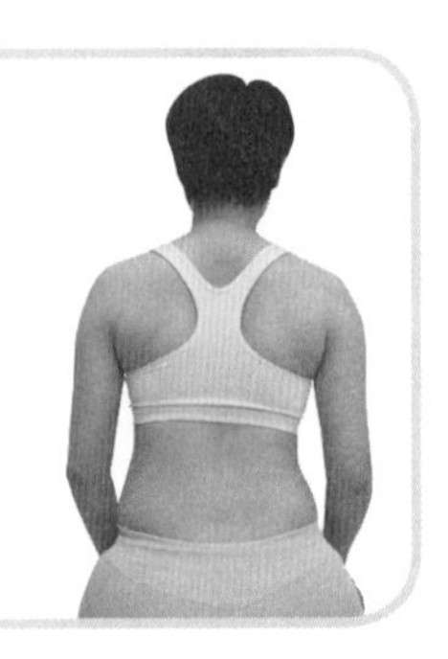

練習手在動作的時候，軀幹、骨盆維持穩定。

1-1 抬手運動：平躺姿勢（簡易版）

重點 膝蓋彎曲 90 度，雙腳打開與肩同寬，配合呼吸抬手 10 次，吸氣將手抬起，吐氣放下，過程中維持脊椎在瑜伽墊的位置，不要離開瑜伽墊也不要往下壓。

❶ 平躺，雙腳屈膝 90 度，打開與肩同寬。

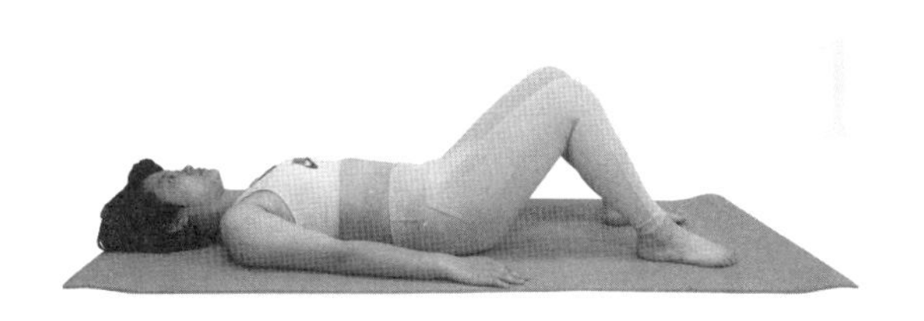

❷ 配合呼吸抬手，吸氣將手抬起、吐氣放下。

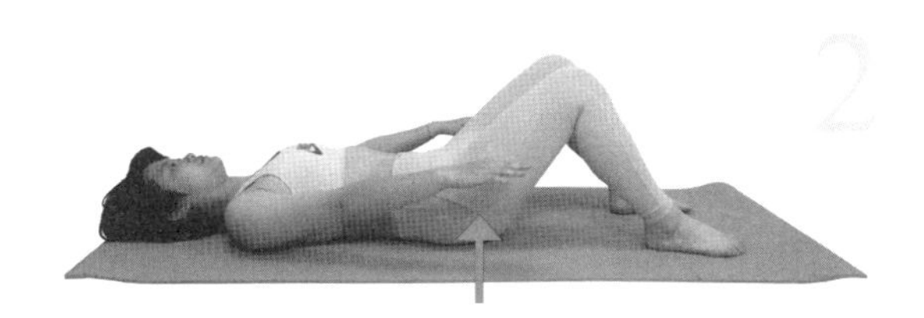

❸ 抬手的幅度依照個人能力調整，過程中腰部不要離開瑜伽墊，也不要往下壓，慢慢做 10 次。

練習手在動作時，軀幹、骨盆維持穩定。

1-2 抬手運動：趴下姿勢

重點 趴姿下眼睛看著瑜伽墊將頭抬起，注意頸部不要過度伸直，維持脊椎在原本的位置，不離開瑜伽墊也不往下壓，手心朝上，配合呼吸抬手 10 次，吸氣將手抬起，吐氣放下，避免出現腰椎過度伸直。

❶ 眼睛看著瑜伽墊，並將頭微微抬高，維持水平。

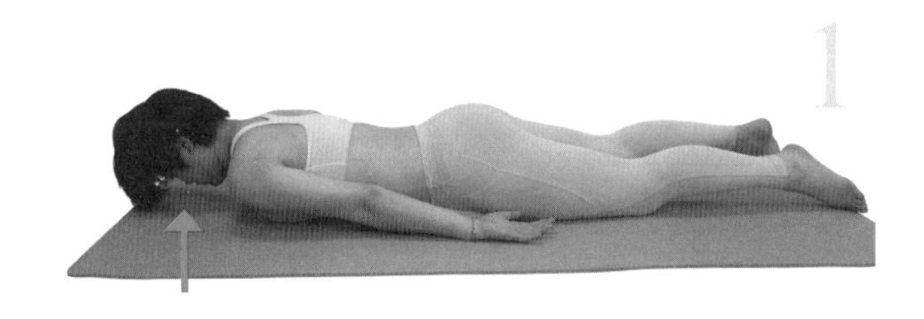

❷ 兩手手心朝上，吸氣時將手抬起，吐氣時放下，慢慢做 10 次。

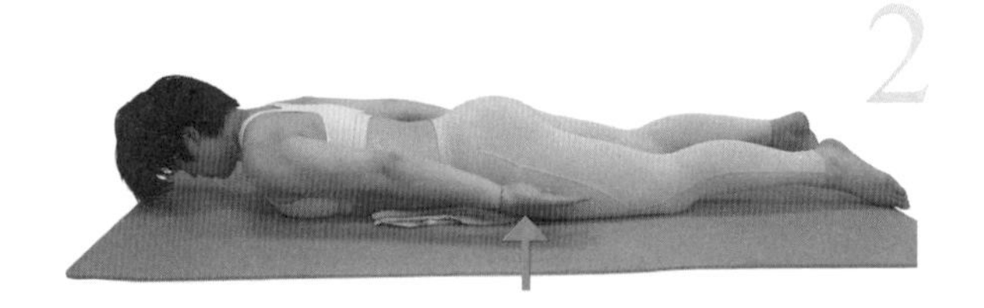

TIPS

將毛巾捲起成甜甜圈狀，放在臉部下方創造可呼吸的空間。

若腰部會有壓力，可將毛巾折成適當的厚度，墊在肚臍下方後趴下。

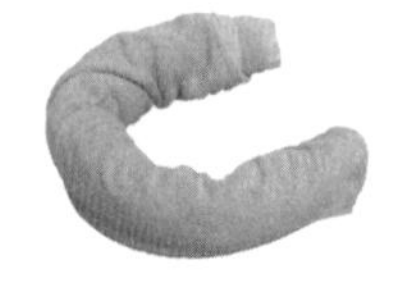

練習做抬手動作時，軀幹、骨盆維持穩定。

1-3 抬手運動：四足跪姿

重點 將脊椎凹處延伸，維持軀幹、肩膀和骨盆穩定，將一手抬起，過程中維持脊椎在正中位置，身體不旋轉或伸直。

❶ 在四足跪姿下，盡可能保持脊椎在最佳弧度。

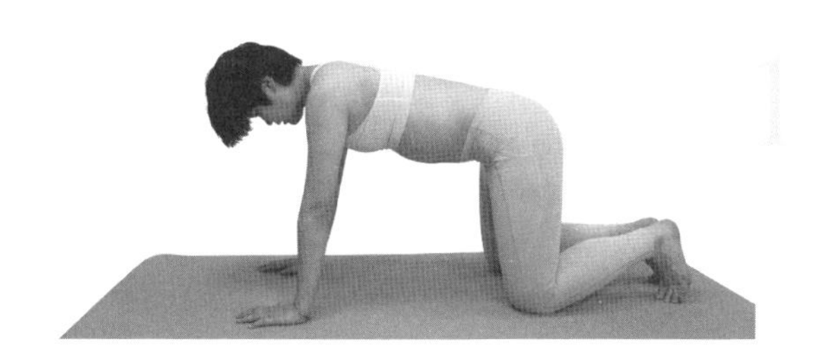

❷ 維持軀幹、肩膀和骨盆穩定後，將左手抬起，身體不旋轉或伸直，停留 5-10 秒後，換手做，可重複 10 次。

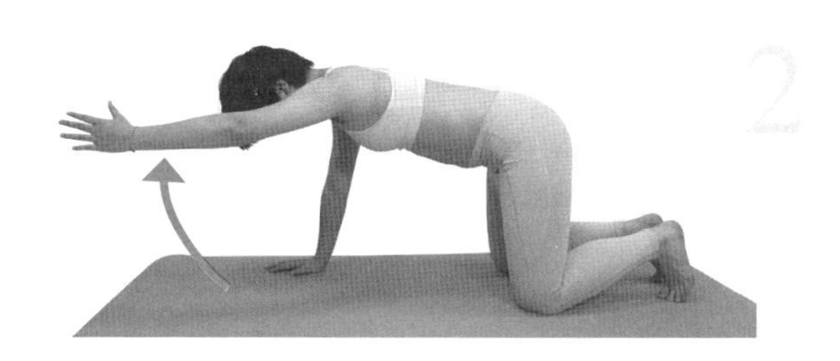

練習腳旋轉的時候，骨盆、軀幹維持穩定。

2 蚌殼運動

重點 膝蓋彎曲 90 度，雙腳打開與肩同寬，做單腳打開合起來，過程中避免出現骨盆旋轉，注意兩側臀部不離開瑜伽墊壓力平均分布。

1. 平躺，膝蓋彎曲 90 度，雙腳打開與肩同寬，手摸在骨盆兩側突起的骨頭。
2. 做右腳打開、合起來的動作。動作過程中，腰部不要下壓或拱起，骨盆維持穩定。

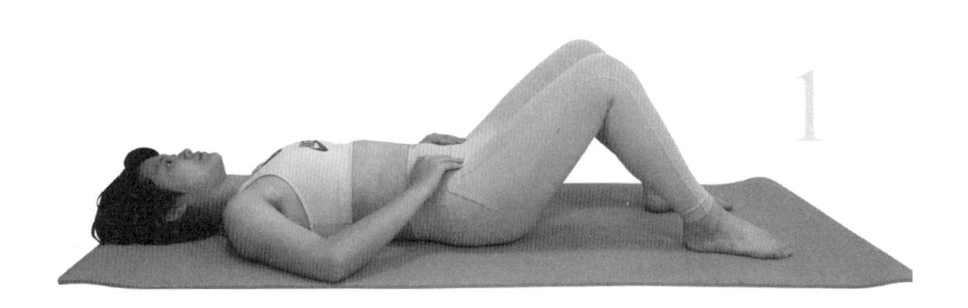

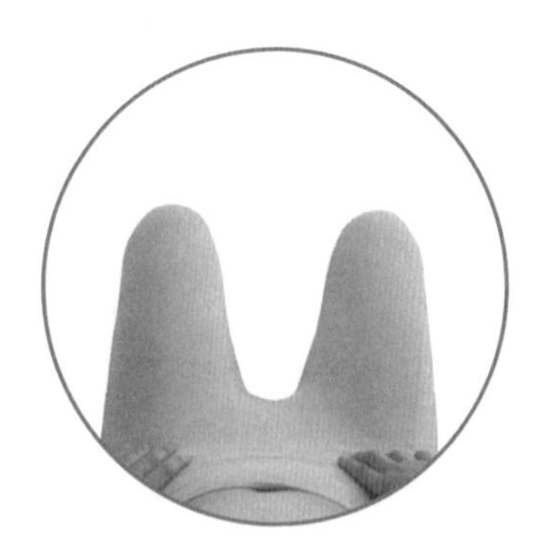

正面特寫

❸ 做 10 下後換腳，腳打開的幅度依個人能力調整，若無法維持骨盆穩定，便需停止。

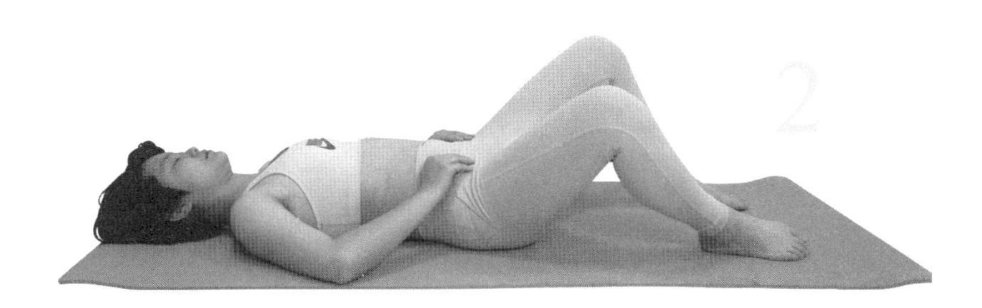

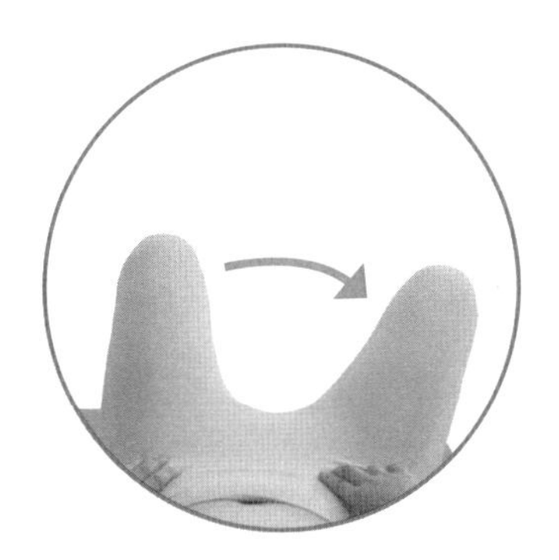

正面特寫

TIPS

請注意動作過程中骨盆不要歪斜。手可以放置在骨盆前方凸起的骨頭，確認沒有一高一低。右圖為錯誤的動作，右腳往外打開時骨盆已經往右側旋轉。

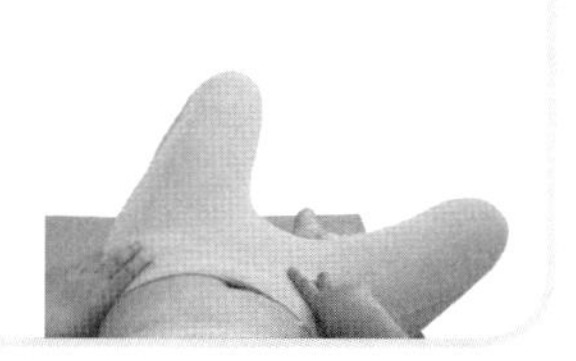

練習腳在做動作的時候，軀幹、骨盆維持穩定。

3-1 抬腳運動：平躺抬單腳（簡易版）

重點 過程中需要維持脊椎在瑜伽墊的位置，不要離開瑜伽墊也不要往下壓，骨盆穩定（兩側屁股在瑜伽墊的壓力平均分布）。

❶ 平躺，膝蓋彎曲 90 度，雙腳打開與肩同寬，手摸在骨盆兩側突起的骨頭。

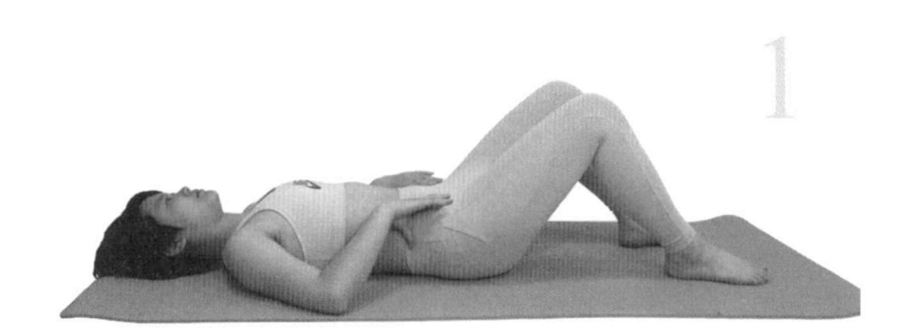

❷ 將左腳彎曲抬起，維持 5-10 秒。

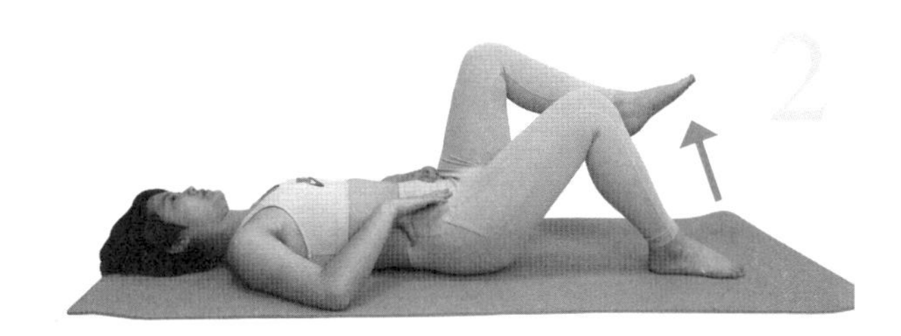

❸ 抬腳的幅度依個人能力調整，過程中需維持骨盆穩定，若無法維持即停止，5 次後換腳做。

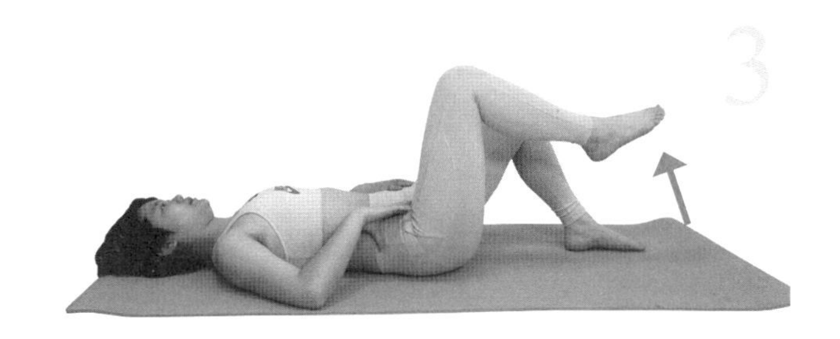

練習腳做動作時，軀幹、骨盆維持穩定。

3-2 抬腳運動：平躺腳交替伸直（中等版）

重點 過程中需要維持脊椎在瑜伽墊的位置，不要離開瑜伽墊也不要往下壓，骨盆穩定（兩側臀部在瑜伽墊的壓力平均分布）。

❶平躺，雙腳曲膝往胸口抬起，手扶在膝蓋的位置。

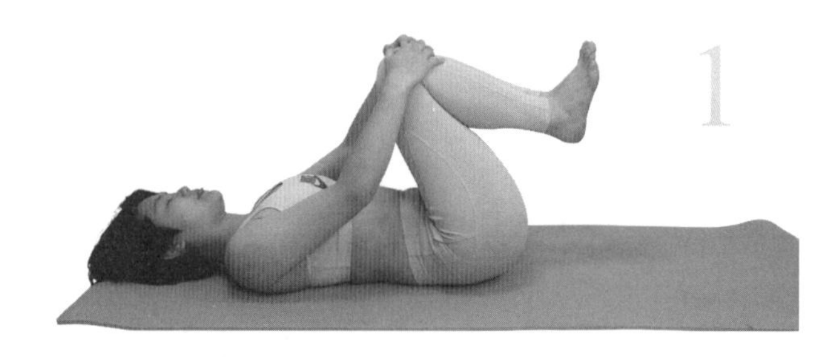

❷右腳保持彎曲，左腳伸直，維持 5 秒。伸直的腳離瑜伽墊越近，難度越高。

❸左腳伸直的幅度依個人能力調整，過程中需維持身體穩定，重複 5 次後換腳做。

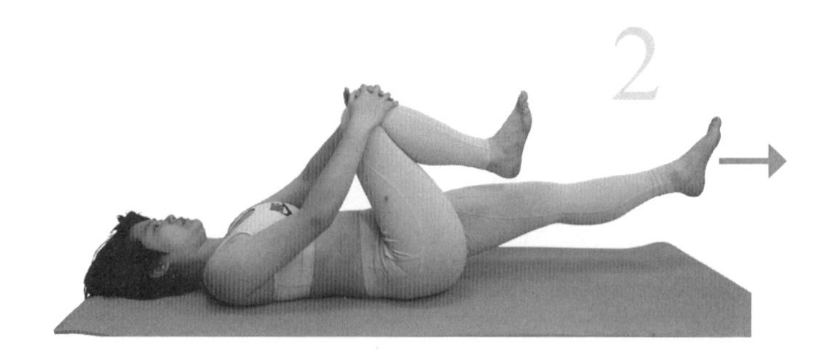

練習手腳做動作時，軀幹、骨盆維持穩定。

3-3 抬腳運動：平躺雙手雙腳同時伸直（困難版）

重點 兩腳一起彎曲伸直，必要時，可用手抱彎曲雙腳的膝蓋，伸直時雙手也可以一起往上抬起。

1. 平躺，雙腳曲膝往胸口抬起，手扶在膝蓋的位置。
2. 將雙手雙腳向外延伸，維持 5 秒，慢慢回覆至開始的位置。

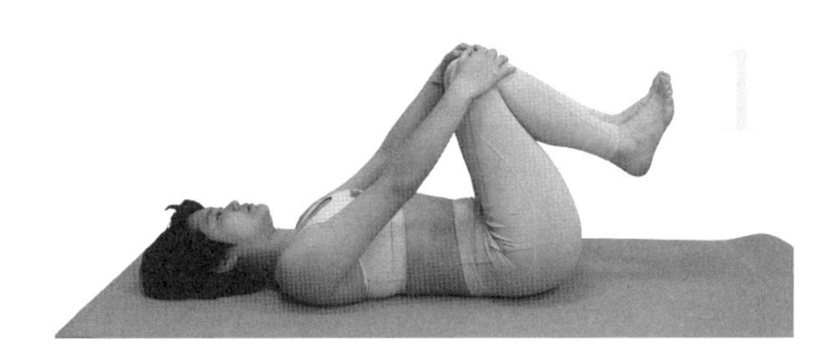

3. 伸展幅度依個人能力調整，過程中需維持身體穩定，若無法維持穩定就停止動作，重複 5 次。

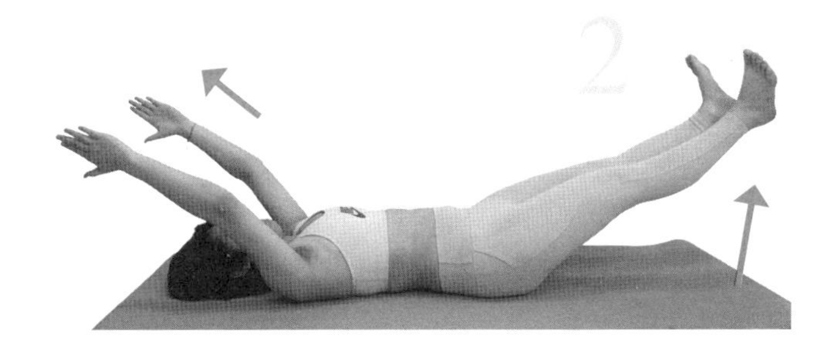

練習腳做動作時，軀幹、骨盆維持穩定。

3-4 抬腳運動：趴下姿勢

重點 吸氣的時候屈膝將單側大腿抬離瑜伽墊兩次，吐氣時將大腿放回瑜伽墊，過程中避免脊椎過度伸直和旋轉，維持在正中位置。若做得比較好可以改為雙腳執行。

❶ 左膝蓋彎曲 90 度，吸氣時，將大腿抬離瑜伽墊 2 下。吐氣時將大腿放回瑜伽墊。

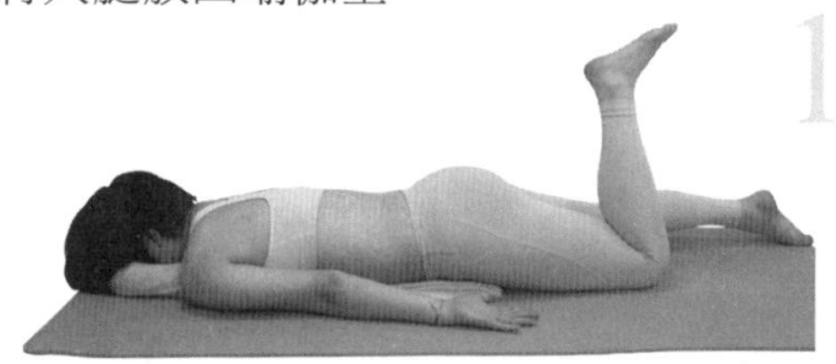

❷ 過程中，身體不要離開瑜伽墊，也不要往下壓，大腿抬起的幅度依個人能力調整，重複 5 次後換腳做。

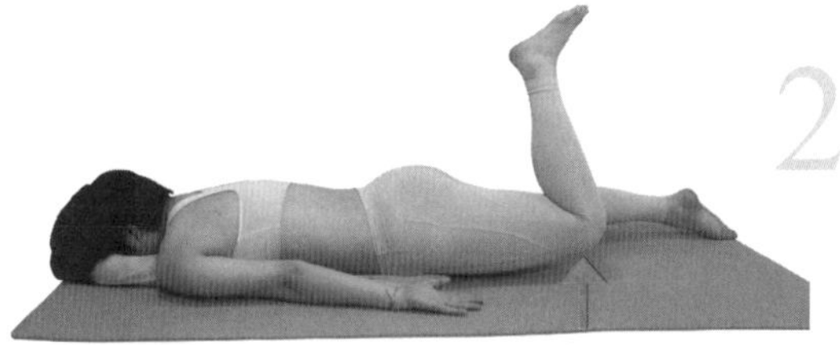

TIPS

將毛巾捲起成甜甜圈狀，放在臉部下方創造可呼吸的空間。

若腰部會有壓力，可將毛巾折成適當的厚度，將毛巾墊在肚臍下方後趴下。

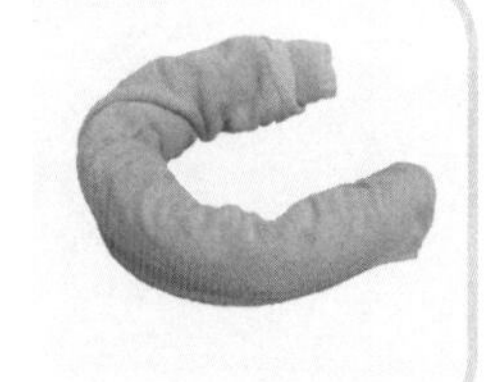

練習腳做前後擺動時，軀幹、骨盆維持穩定。

3-5 抬腳運動：側躺姿勢

重點 維持膝蓋伸直往前抬和往後伸，抬腳過程中避免脊椎彎曲，往後伸時時避免脊椎伸直，動作時注意脊椎都要維持在原位。

❶ 往左邊側躺，雙腳彎曲，將脊椎盡可能維持在最佳弧度。

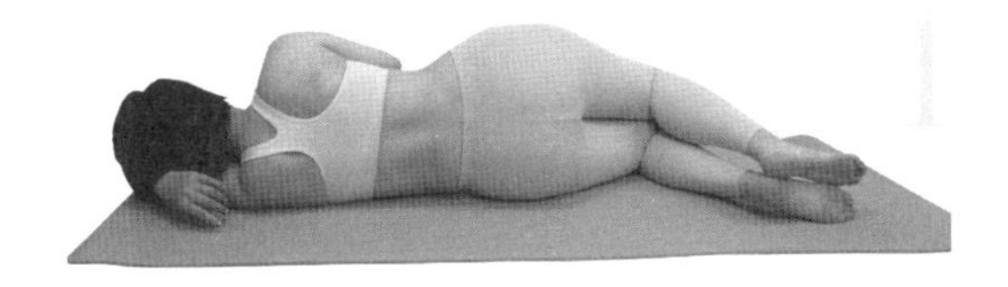

❷ 將右腳膝蓋伸直，做出大腿往前抬和往後伸的動作。

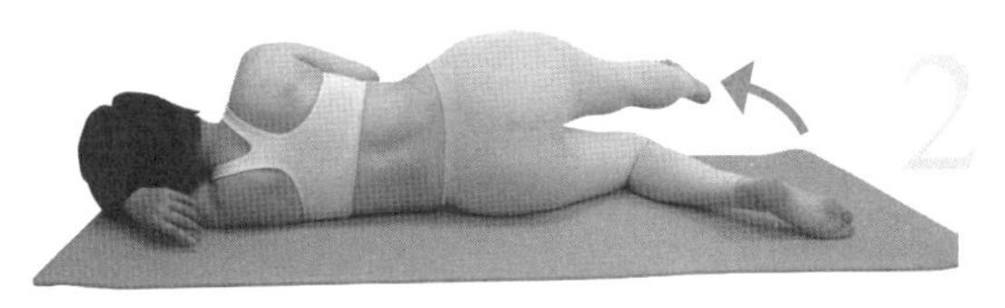

❸ 過程中，身體需維持穩定，腳活動的弧度依個人能力調整，重複 5 次後換邊做。

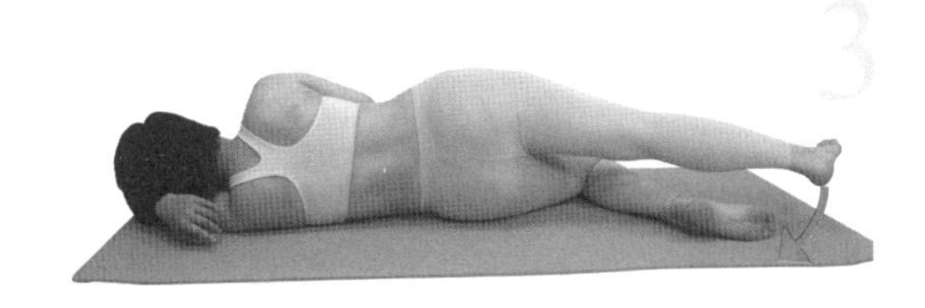

練習抬腳旋轉時，軀幹、骨盆可維持穩定。

3-6 抬腳運動：單腳抬起旋轉運動

重點 做此運動前需要先可以將單腳伸直抬起，單腳抬起後，順時針旋轉與逆時針各旋轉 1 圈，過程中維持脊椎在瑜伽墊的位置，不要離開瑜伽墊也不要往下壓，骨盆穩定（兩側臀部在瑜伽墊的壓力平均分布）。

1. 平躺時，雙手摸在骨盆兩側突起的骨頭。
2. 將右腳伸直抬起，抬腳幅度依個人能力調整，腳越接近瑜伽墊越難，維持腳抬起的動作下，順時針旋轉與逆時針旋轉各 1 圈。
3. 過程中，需維持身體穩定，若無法維持穩定就停止動作，重複 5 次後換腳做。

1

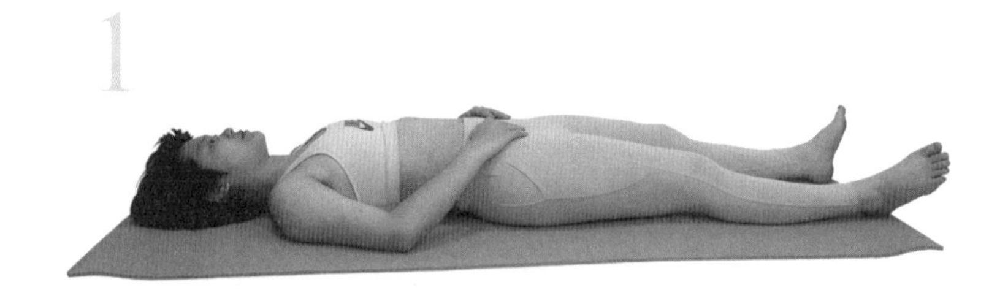

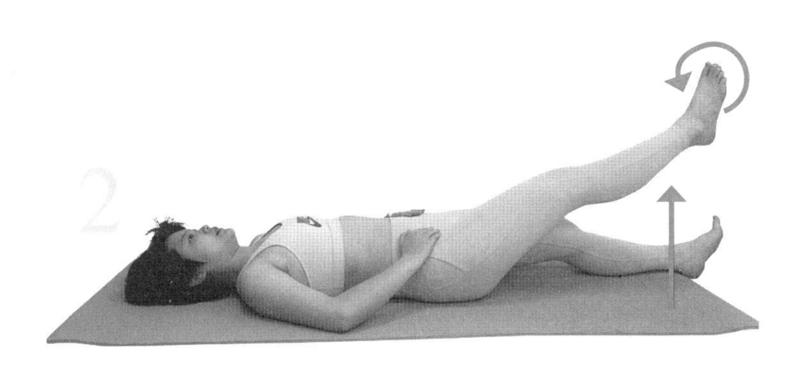

TIPS

若覺得較困難，可以使用彈力帶繞過腳底給予協助。

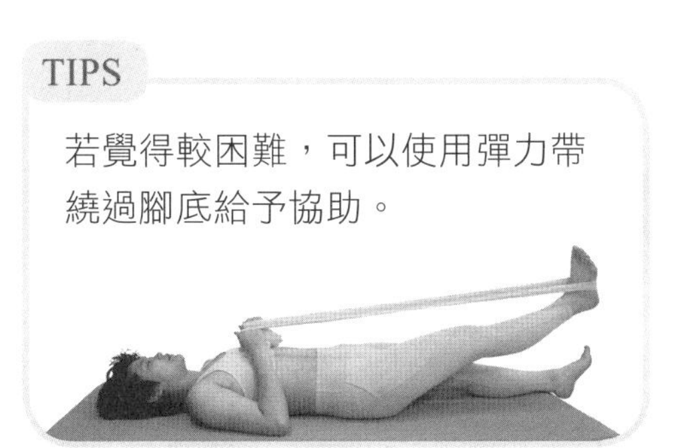

✕

過程中屁股沒有平貼瑜伽墊，導致對側骨盆抬起、身體歪斜。

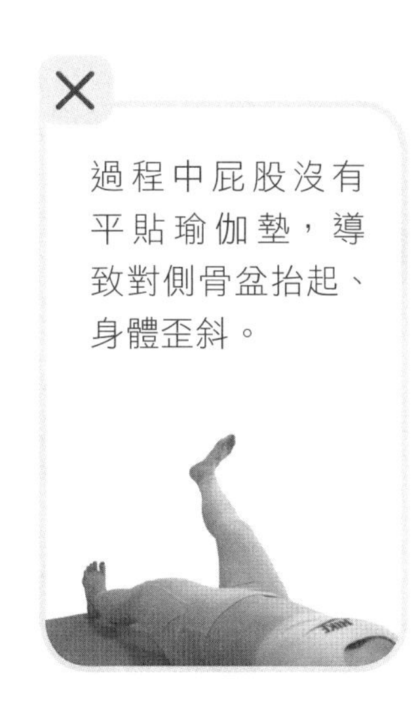

練習腳做動作時，軀幹、骨盆維持穩定。

3-7 抬對側手腳運動：四足跪姿

重點 將脊椎凹處延伸，維持軀幹、肩膀和骨盆穩定，抬起一腳。若簡單可以維持，則可在抬腳同時將對側的手抬起，過程中維持脊椎骨盆肩膀穩定。

❶ 在四足跪姿下，盡可能維持脊椎在最佳弧度。

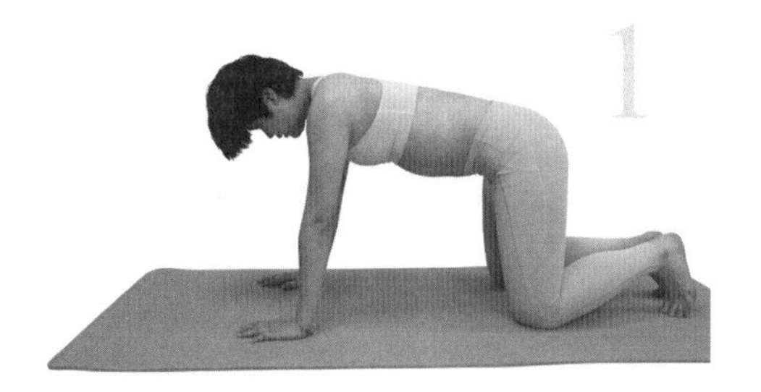

❷ 維持軀幹、肩膀和骨盆穩定時，先將左手抬起。

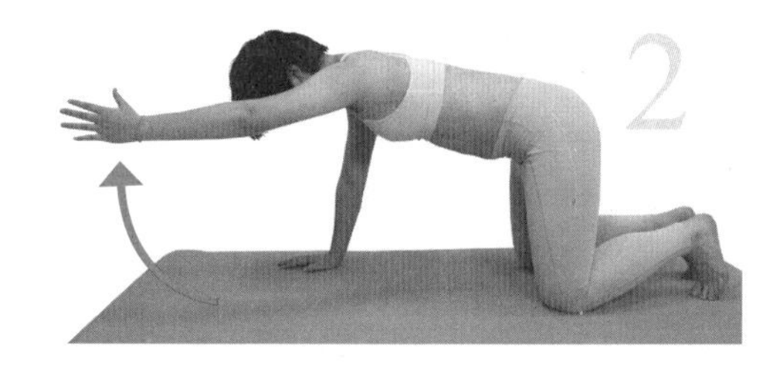

❸ 身體穩定後，再將右腳抬起。過程中，身體不旋轉或伸直，若身體無法維持穩定，就停止動作。抬手腳的幅度依個人能力調整，停留 5-10 秒，重複 5 次後換邊做。

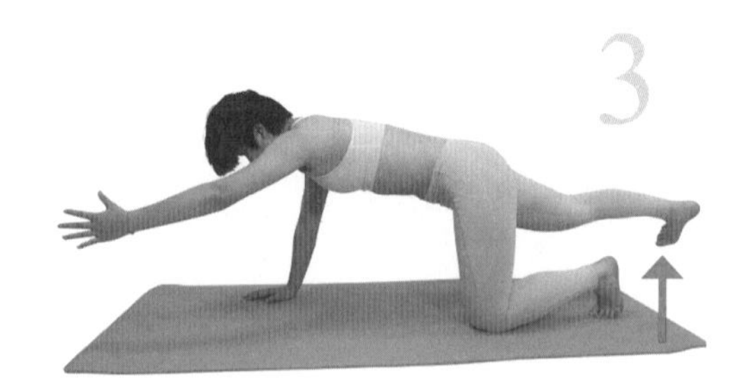

練習跨步的時候，軀幹、骨盆維持穩定。

4 弓箭步

重點 一腳往前跨同時彎曲膝蓋，彎曲的幅度控制在不超過腳尖，可兩腳交替執行，過程中重心維持在後側腳，兩腳腳掌都要平放於地面，避免墊腳尖，維持脊椎正中姿勢，骨盆穩定不旋轉。

❶ 兩腳與肩同寬站立。

❷ 右腳向前跨大步，呈現弓箭步，膝蓋彎曲幅度不要超過腳尖，雙腳平貼地面不要踮腳尖。

❸ 接著將兩手向上抬起延伸，過程中維持骨盆穩定不旋轉，不要過度挺腰，維持 5 秒，重複 5 次換腳做。

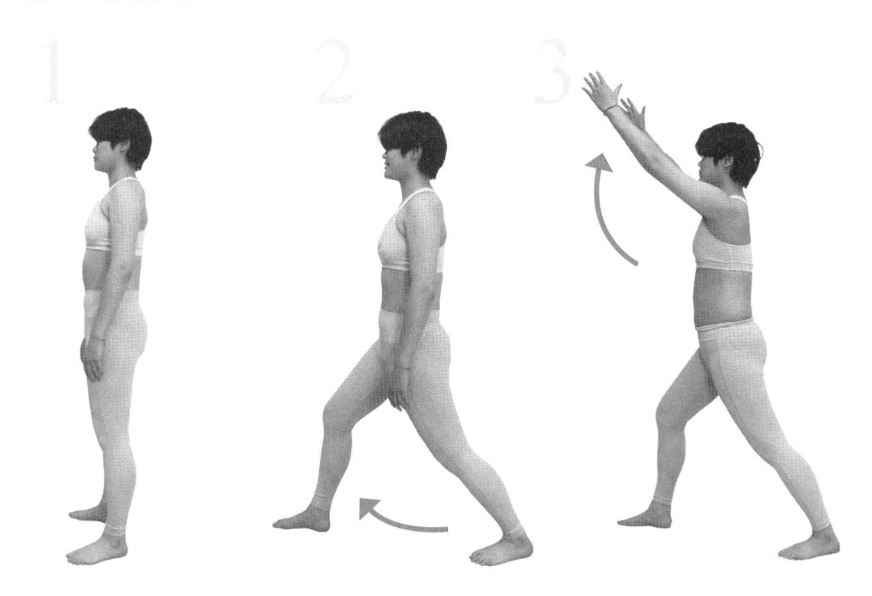

練習平衡和大腿後側肌群肌力，
腳往後伸時軀幹和骨盆維持穩定。

5 單腳站＋後抬腳

重點 執行此動作前需先確認自己可單腳站 30 秒不失去平衡再開始練習。手插腰單腳站維持穩定後，慢慢將非站立腳往後伸直，過程中維持脊椎正中姿勢想像身體延伸拉長，不彎曲也不伸直，骨盆穩定不旋轉，若覺得困難，非站立腳不一定要將膝蓋完全伸直。

1. 兩腳與肩同寬站立，雙手叉腰。
2. 抬起右腳保持平衡後，慢慢將右腳往後伸直。
3. 若覺得困難，左膝可以稍微彎曲，過程中，身體維持穩定不旋轉，也不要過度挺腰，維持 5 秒，重複 5 次後換腳做。

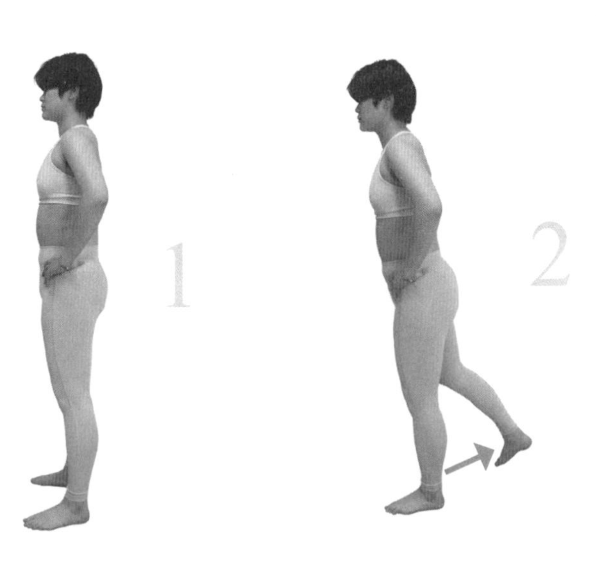

練習平衡和側向動作時，軀幹、骨盆維持穩定。

6 星星站姿

重點 執行此動作前，需先確認自己可單腳站 30 秒不失去平衡再開始練習。以胸腰椎凸右側為例，可承重在右腳身體向右傾，維持正中姿勢，將左側腰凹陷處打開，維持兩側肋骨骨盆等長，若胸腰椎凸左側則用左腳站立承重在左腳，身體向左傾。

1. 雙手向兩側平舉，雙腳打開與肩同寬。
2. 將重心移至左腳後單腳站立，上半身往左傾，重心放在左腳。
3. 過程中，身體維持穩定不旋轉，也不要過度挺腰，維持 5 秒後，重複 5 次後換腳做。

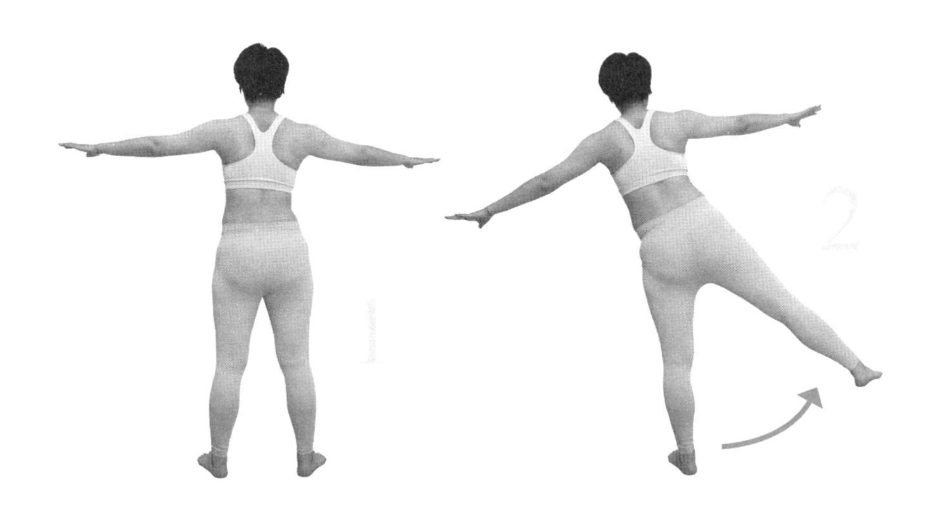

練習前後軀幹肌耐力。

7 棒式

重點 若手腕有不舒服可改為前臂支撐，若太難可在膝蓋彎曲的情況下執行。趴姿下維持軀幹骨盆正中位置，用手掌支撐身體將骨盆抬起，過程中肩膀骨盆軀幹皆須維持穩定。

❶ 棒式的練習可依個人能力調整，較簡單的方式是，手肘和膝蓋彎曲，呈俯臥姿，盡可能保持脊椎在最佳弧度，骨盆不要旋轉、拱起或下壓，停留 10-15 秒，做 3 次。

1

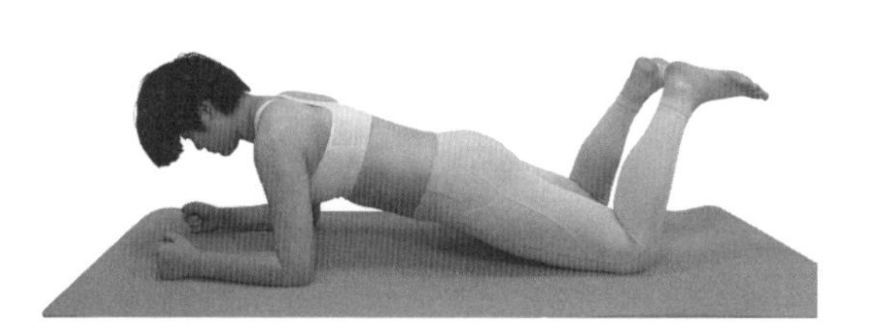

❷ 棒式較困難的方式是，手肘彎曲、雙腳伸直，呈俯臥姿，盡可能保持脊椎在最佳弧度，骨盆不要旋轉、拱起或下壓，停留 10-15 秒，做 3 次。

2

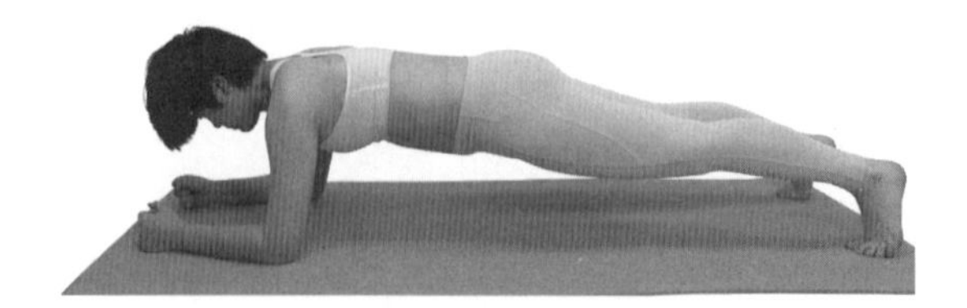

練習側面軀幹肌耐力。

8 側棒式

重點 側躺下維持脊椎正中，用前臂或手掌支撐將骨盆從瑜伽墊抬起，若有單側肩膀不舒服的個案則暫停疼痛側的練習，若手腕有不舒服可改為前臂支撐，若太難可在膝蓋彎曲的情況下執行。

1 側躺下，雙膝彎曲，用前臂支撐，將骨盆從平面抬起。

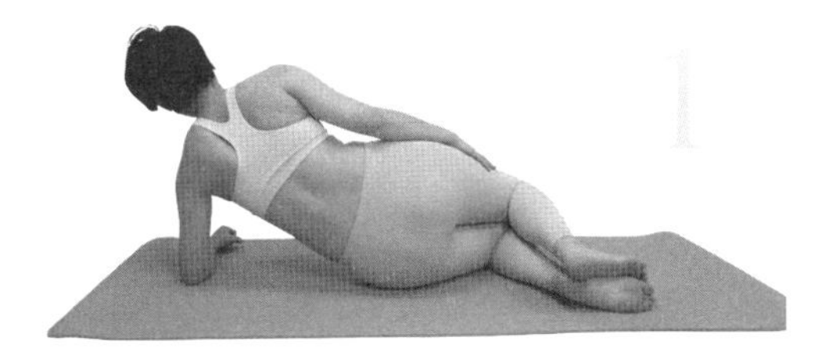

2 動作中，脊椎和大腿維持一直線，手肘需在肩膀下方，肩膀、骨盆、軀幹皆需維持穩定，停留 10-15 秒，做 3-5 次。

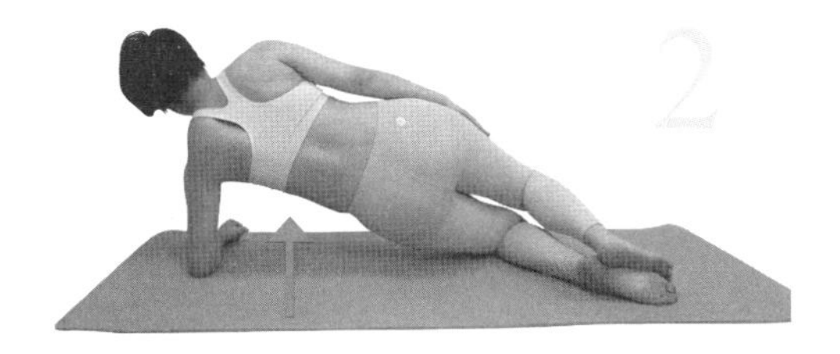

3 側棒式的練習可依個人能力調整，若要進階，可在雙腳伸直下進行。

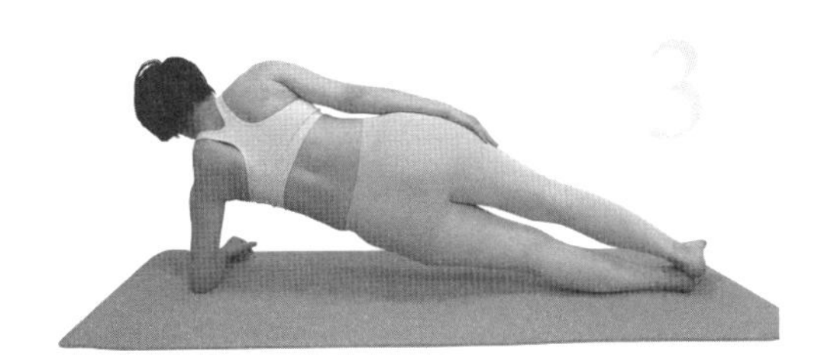

CH3 整體運動示範：不確定側彎方向和角度也可以做做看

你或許不太確定自己是否患有脊椎側彎，或者知道自己脊椎已經側彎，卻不清楚自己彎曲的角度和位置，只要在進行以下運動沒有不舒服的感受就可以進行。平常也可以進行脊椎的伸展、強化核心的運動、改善姿勢以及加強本體感覺與平衡能力，以建立脊椎的穩定，為脊椎提供更好的復原力。

本單元介紹的日常伸展運動，主要目的是維持身體柔軟度，感受身體可以活動的範圍，伸展過程中可能出現輕微的酸和緊，但不要引起其他不適的症狀。建議每天運動，一日 2 ～ 3 回，每回 10 次，每次 10 ～ 15 秒。

運動有沒有效果，個人因素影響大

雖然大多時候，可以透過運動來避免脊椎側彎惡化或是改善脊椎彎曲曲度，然而運動有沒有效果，會受到個人身體狀況、能力和需求等因素影響。如果經過 2 ～ 3 個月的運動練習卻沒達到預期成效，或者是脊椎的彎曲曲度持續惡化，又或是運動過程出現不舒適的感受時，請務必諮詢醫師或物理治療師。

特別是開始運動時，最好能在專業人員的指導下進行，以確保動作的正確性和安全性。此外，維持日常活動、避免不當姿勢、釐清自己的需求更是決定運動是否有效的關鍵因素。

日常伸展運動

增加或維持腰椎活動範圍。

1 下背伸展

重點 仰躺，一腳伸直，另一腳膝蓋彎曲，雙手抱膝，往胸口貼近，在後腰與屁股覺得緊的位置維持 10 秒。

❶ 平躺，左腳伸直，右腳膝蓋彎曲。

1

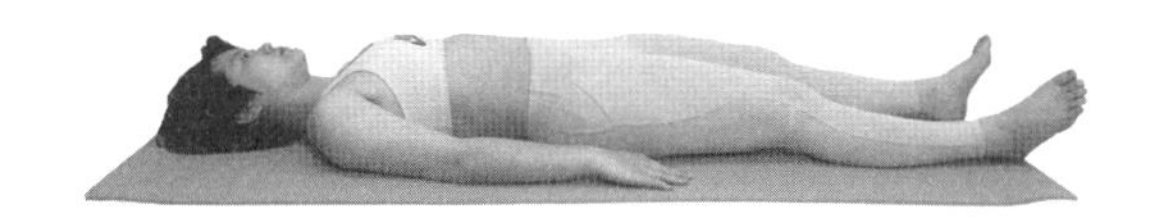

❷ 雙手抱膝，往胸口貼近，在後腰與臀部覺得緊的位置維持 10-15 秒，換腳做。

2

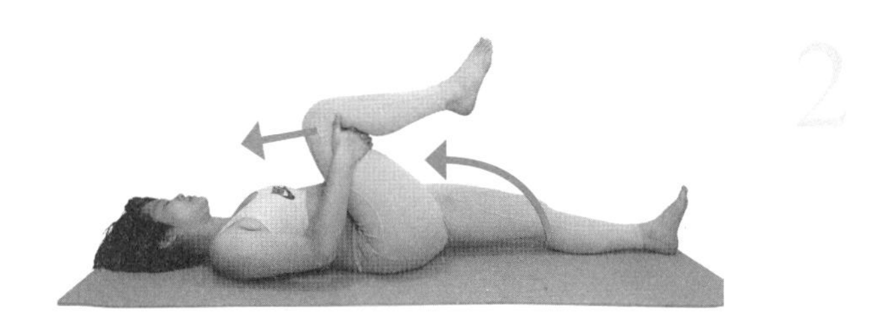

❸ 若執行時沒有不舒服，可以每回做 10 次，一天 3 回。

增加或維持脊椎活動範圍。

2 貓與駱駝式

重點 四足跪姿，手腳與肩同寬，頭部及脊椎先擺在正中位置，再做脊椎往上凸、往下凹的動作。過程中可以感覺自己的脊椎活動的範圍，有哪些地方動的多，哪些地方動的少，若可一節一節活動更好。

1. 四足跪姿，手腳與肩同寬，視線朝下，腹部輕收。
2. 緩緩吸氣，同時拱背，停留 3-5 秒。
3. 緩緩吐氣，抬頭背部下凹，停留 3-5 秒。若執行時沒有不舒服，可以每回做 10 次，每次 10 秒，一天 3 回。

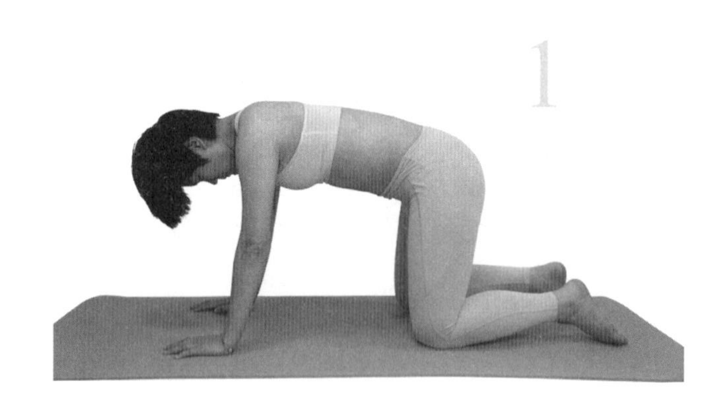

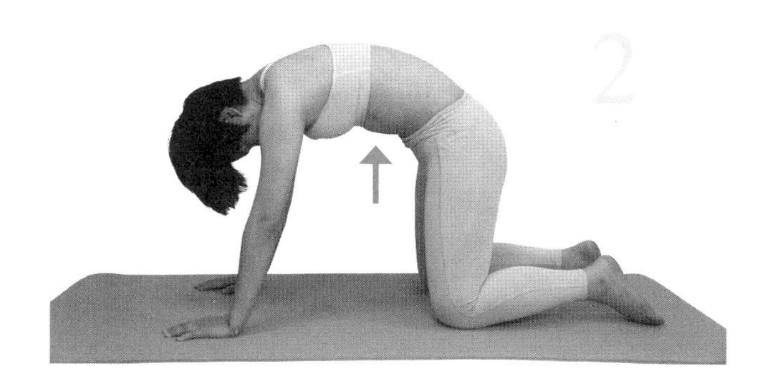
2

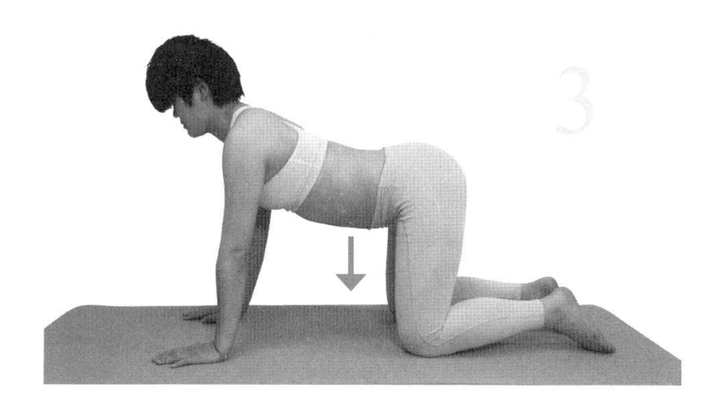
3

增加下肢柔軟度，減緩脊椎壓力。

3 大腿外側伸展

重點 仰躺，雙膝彎曲，一腳翹至另一膝上，腳下壓帶動下肢轉向對側，在下方腳外側緊的位置維持 10 秒。

❶ 平躺，膝蓋彎曲。

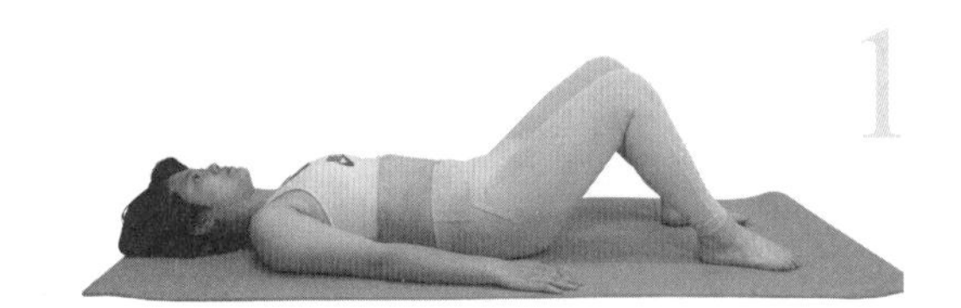

❷ 左腳翹至右膝上，左腳下壓帶動下肢轉向左側，感覺到被下壓的腳外側有緊的感覺，維持 10-15 秒，換腳做。

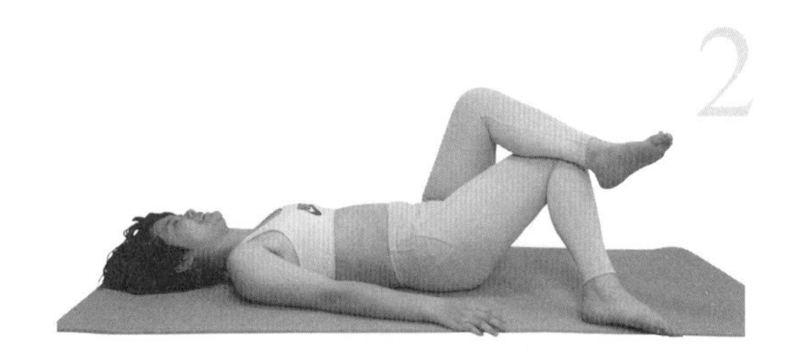

✕

動作過程中骨盆沒有平貼瑜伽墊。

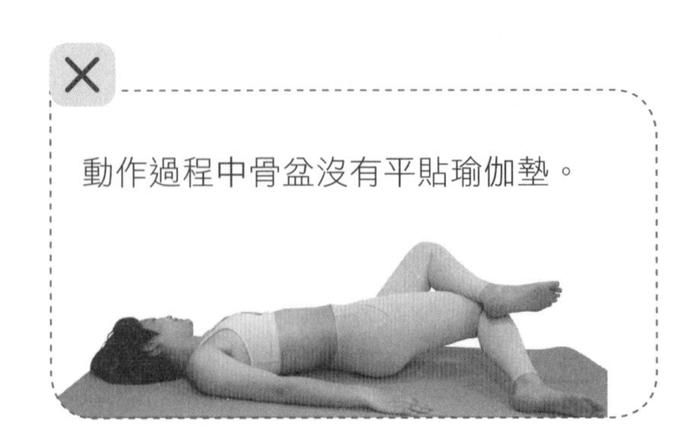

增加胸椎活動範圍，改善上背部姿勢。

4 胸椎伸展

注意 運動時避免過度用力，應感到背部舒展但無不適。過程中，維持身體穩定。

❶ 坐在椅子上。

❷ 手臂伸直抬高，慢慢向上，每次維持 15-20 秒，重複 10 次。

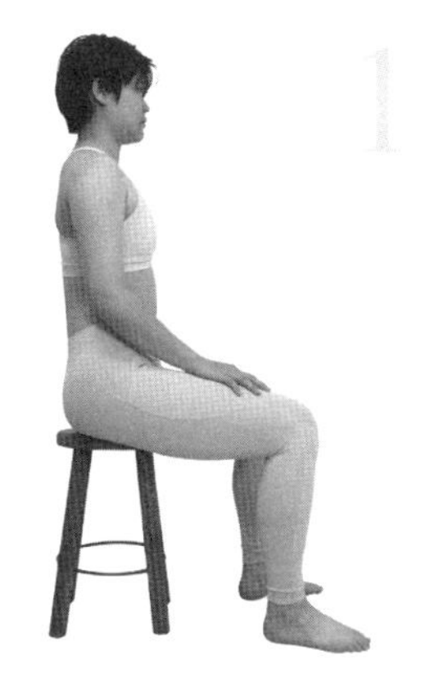

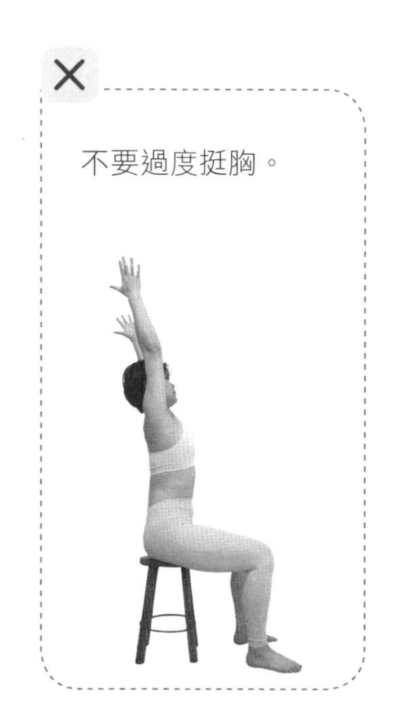

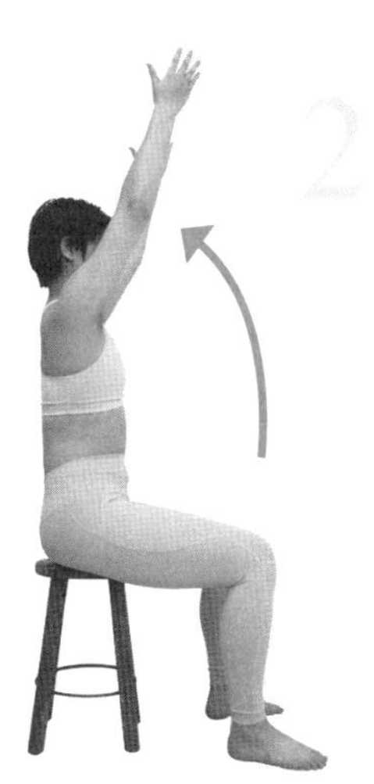

增加臀部肌群柔軟度，減緩脊椎壓力。

5 梨狀肌伸展

重點 仰躺，雙膝彎曲，一腳翹至另一膝上，雙手抱著踩地腳的大腿後側，用雙手把膝蓋拉近身體，在翹起的腳的後側臀部緊的位置維持 10 秒。

1. 平躺，膝蓋彎曲。
2. 右腳翹至左膝上。
3. 雙手抱著踩地腳的大腿後側，用雙手把膝蓋拉近身體，在翹起的腳的後側，感覺臀部緊緊的，維持 10-15 秒，換腳做。
4. 若執行時沒有不舒服，可以每回做 10 次，一天 3 回。

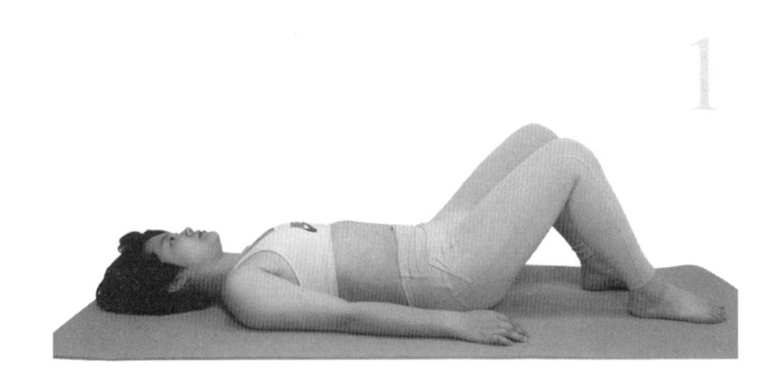

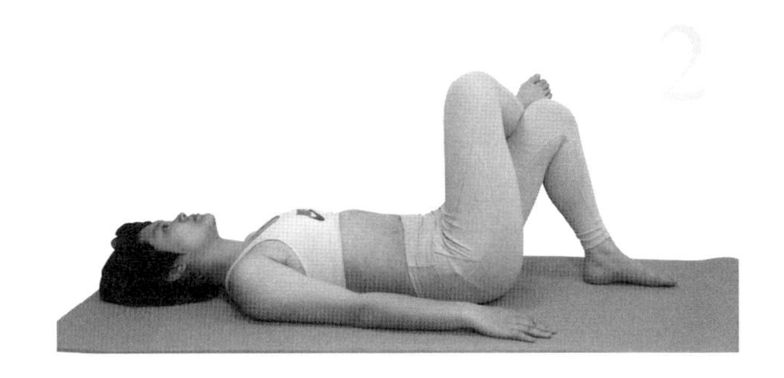

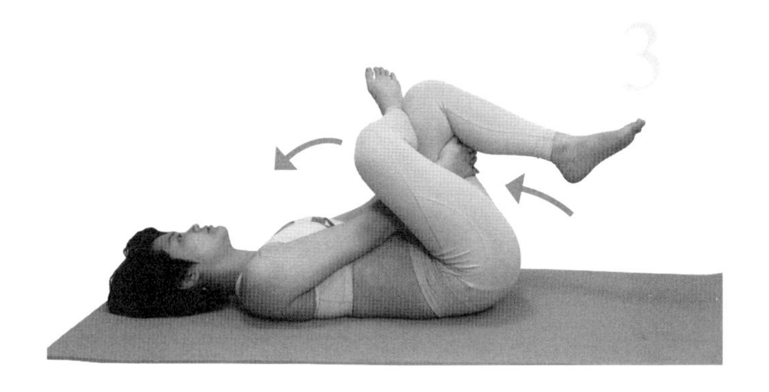

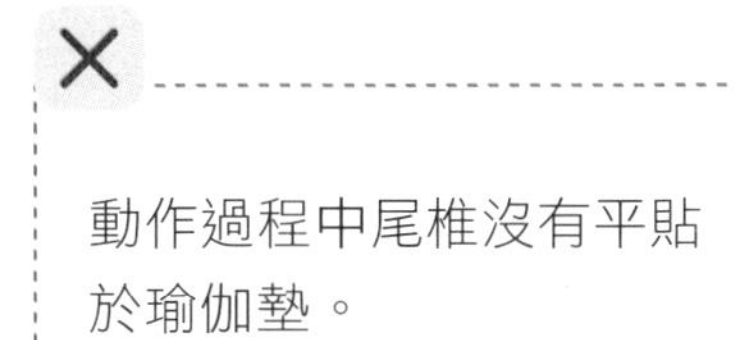

動作過程中尾椎沒有平貼
於瑜伽墊。

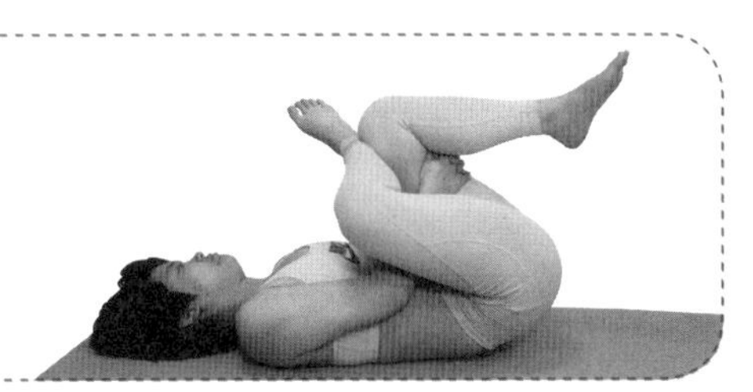

緩解頸部緊張，改善頭部和頸部的對齊。

6 頭部伸展

注意 動作應緩慢而有控制，避免過度用力。

❶坐在椅子上，眼睛看前方。

❷將耳朵往右側肩膀靠近，維持 10-15 秒，換邊做。

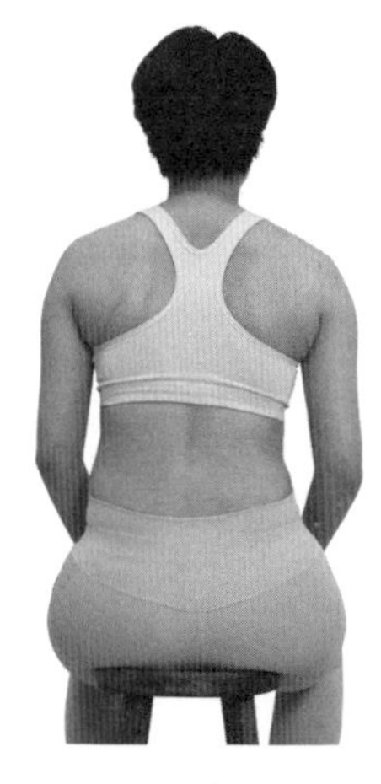

1

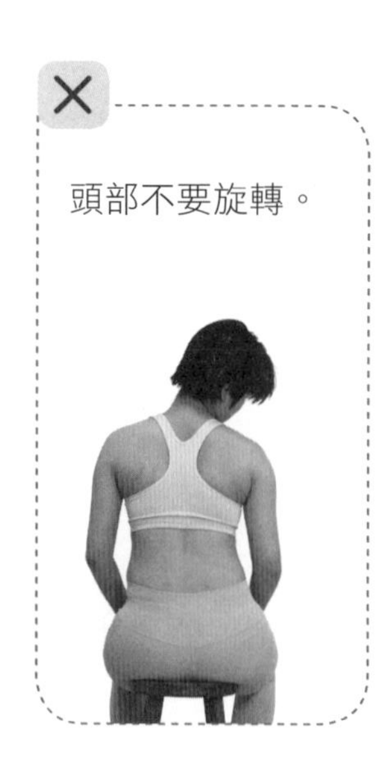

✕ 頭部不要旋轉。

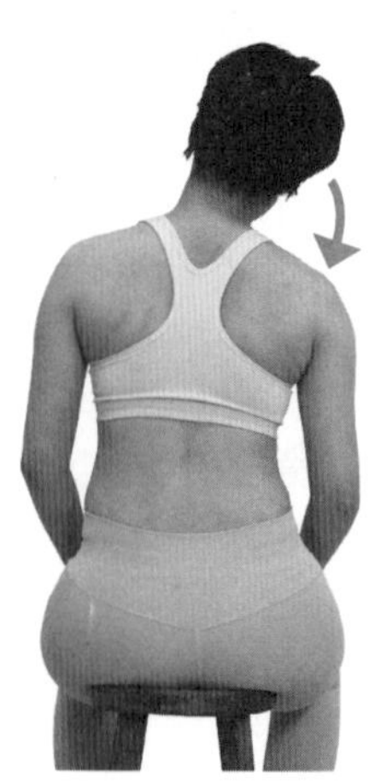

2

有助於放鬆肩膀，改善肩膀和上背部的姿勢。

7 肩膀滾動

注意 動作流暢，避免突然的動作或過度用力。

❶ 坐姿，肩膀緩慢向上提起。

❷ 肩膀向後滾動，再向下放鬆，重複 10 次。

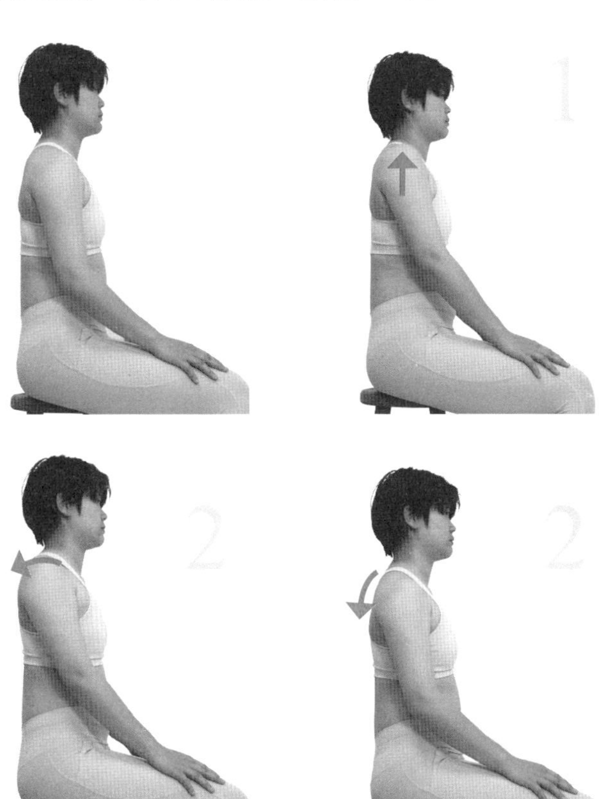

伸展髖部肌肉，有助於改善下半身的姿勢，減緩脊椎壓力。

8 髖部伸展

注意 保持身體平衡，避免搖晃。

❶ 坐姿，手扶椅子，大腿向後伸展，骨盆維持穩定不往後轉。

❷ 維持伸展姿勢 15 秒，重複 3 次，換邊做。

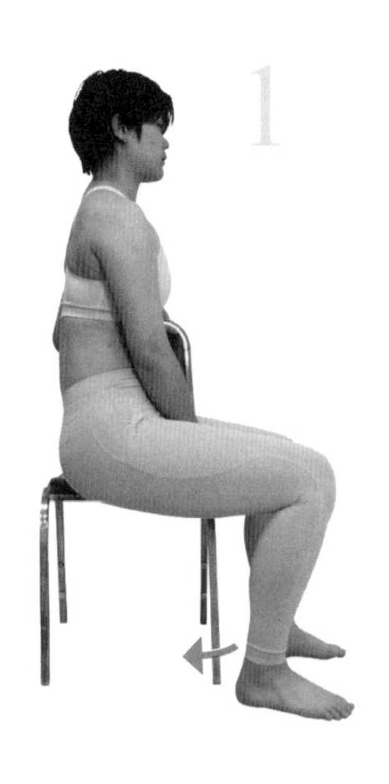

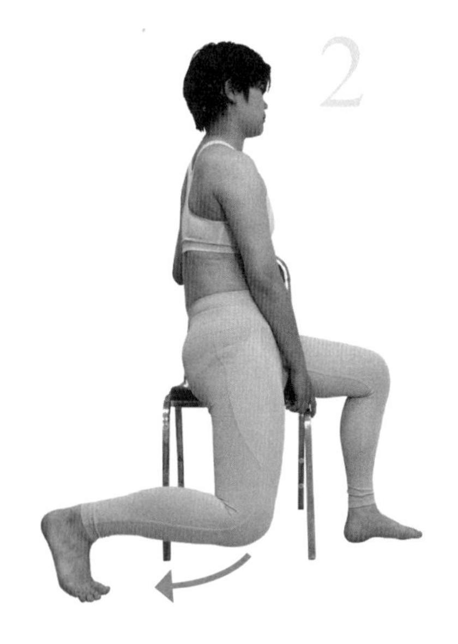

增加身體後側柔軟度。

9 下犬式

❶ 雙手和雙腳支撐地面，臀部向上抬高，形成倒 V 字型。

❷ 持續 20 秒，重複 5 次。

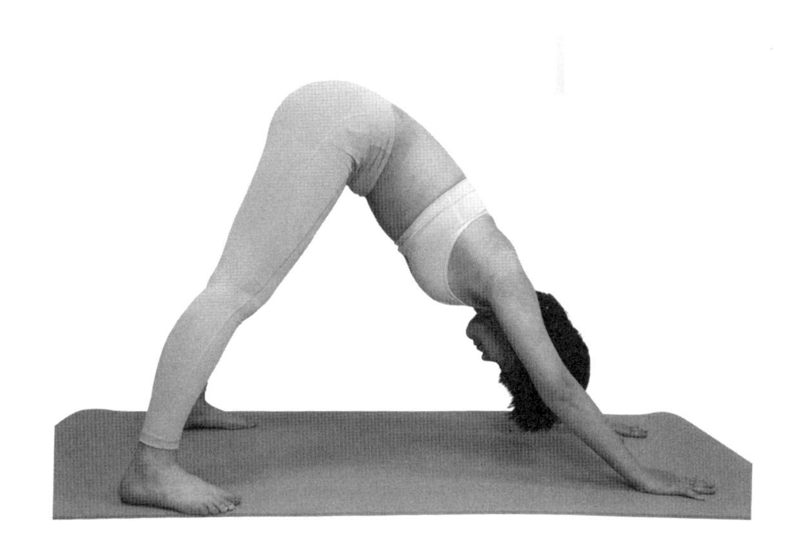

注重核心控制和呼吸的協調，加強腹部、背部和骨盆區域的肌肉，對於改善姿勢和減少背痛非常有效。

1 坐姿輕收小腹

注意 在進行這些動作時，請保持呼吸平穩，避免閉氣或用力過猛，過度壓迫脊椎，動作需緩慢且有控制。

❶ 坐姿，鼻子吸氣並在吐氣時輕收肚臍。

❷ 每次維持 10 秒，重複 10 次。

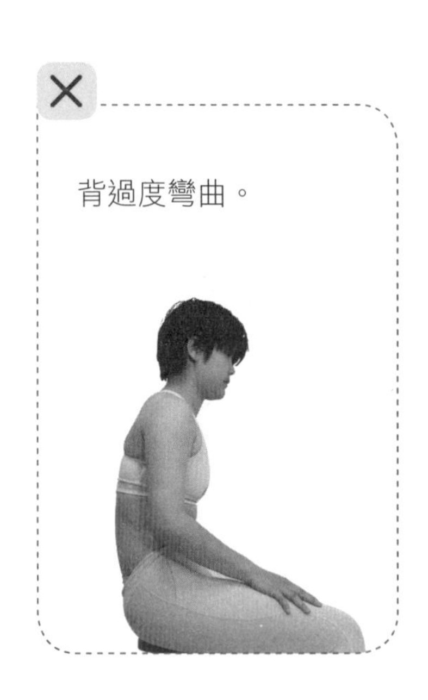

✕ 背過度彎曲。

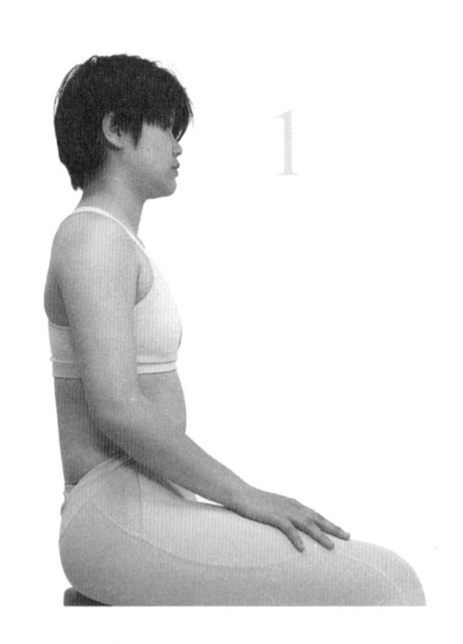

1

維持核心穩定。

2 背靠牆輕收小腹

❶ 背靠牆站立，鼻子吸氣並在吐氣時輕收肚臍。

❷ 每次維持 10 秒，重複 10 次。

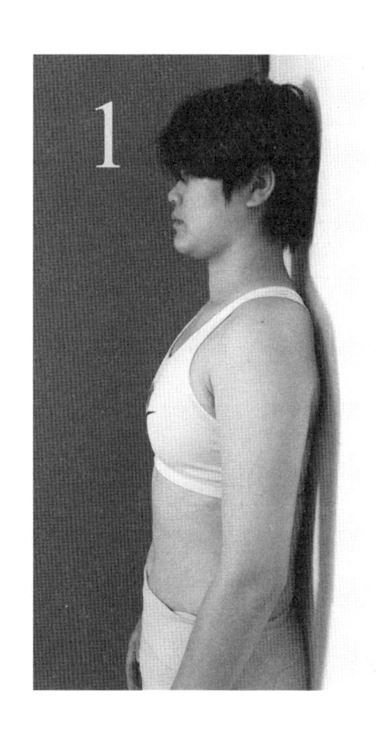

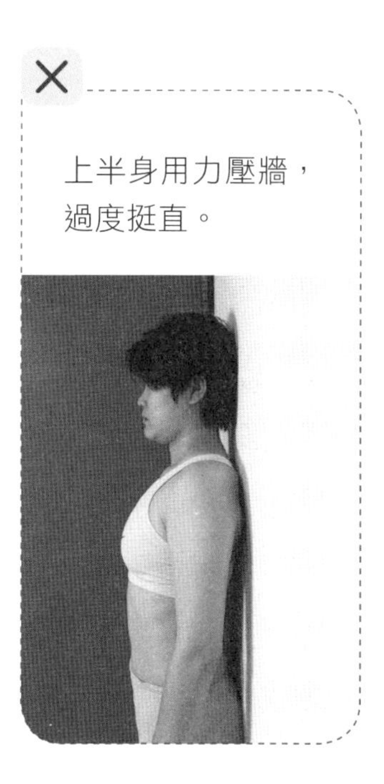

✕

上半身用力壓牆，
過度挺直。

維持核心穩定。

3 平躺輕收小腹

❶ 平躺，膝蓋彎曲，鼻子吸氣並在吐氣時輕收肚臍。

❷ 每次維持 10 秒，重複 10 次。

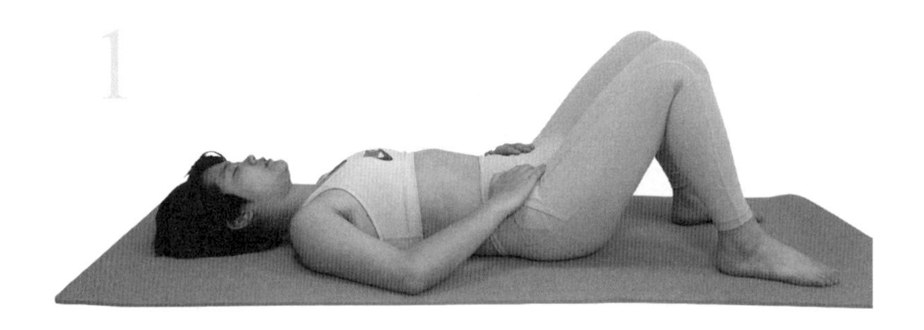

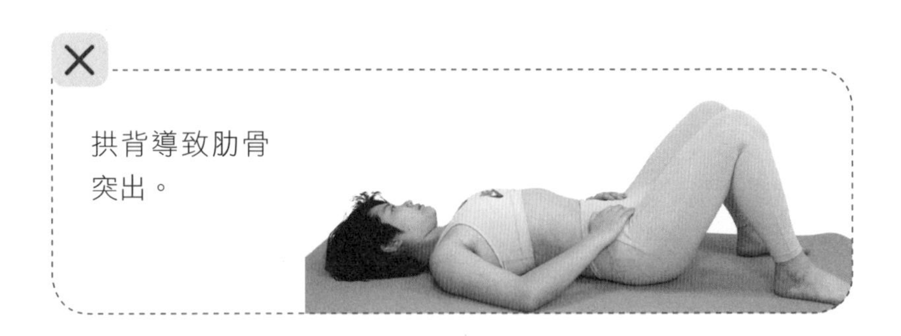

拱背導致肋骨突出。

強化腹部肌耐力。

4 腹部捲曲

❶ 平躺，膝蓋彎曲。

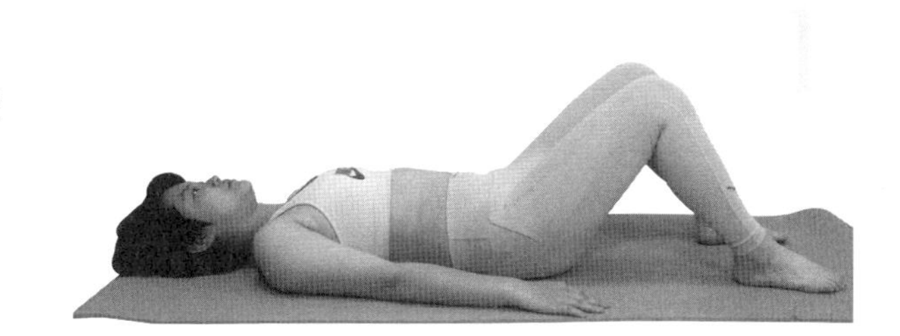

❷ 手托頭或手伸直後，慢慢將頭和肩膀抬起，過程中將胸口往肚臍方向靠近，需感受到上腹用力，避免脖子過度用力。

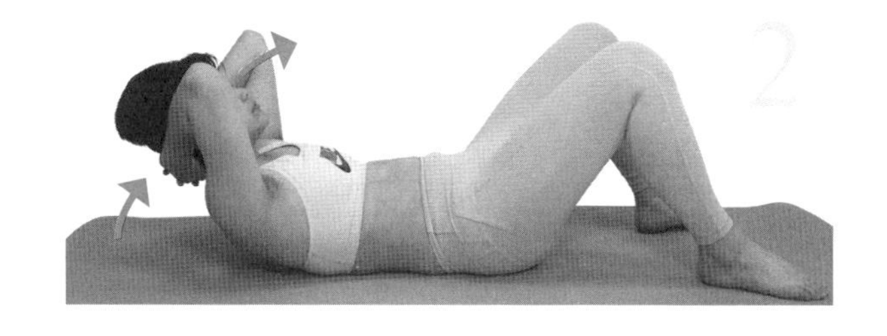

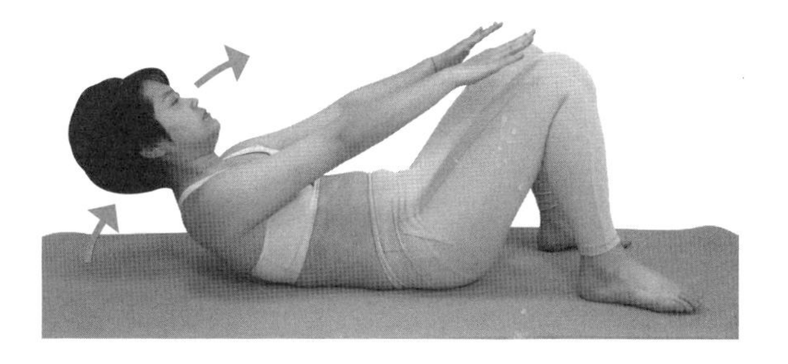

❸ 維持 20 秒，重複 10 次。

強化臀部肌力、肌耐力。

5 骨盆橋

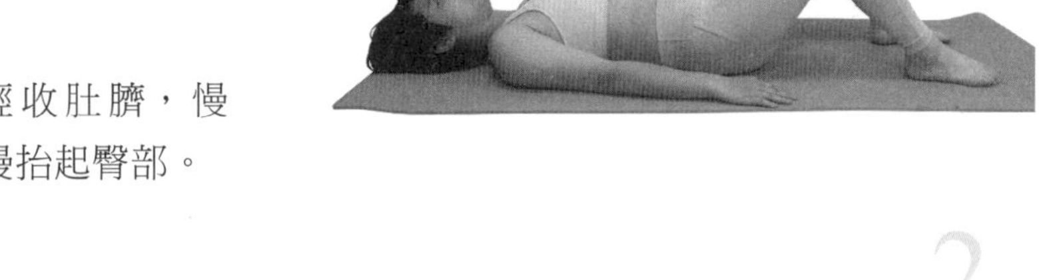

❶ 平躺，膝蓋彎曲，雙腳踩地。

❷ 輕收肚臍，慢慢抬起臀部。

❸ 維持 30 秒，重複 8 次。

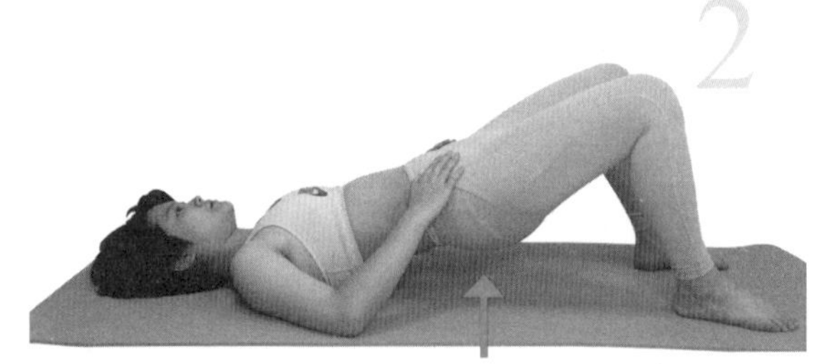

✕

背肌過度用力，身體往後拱。

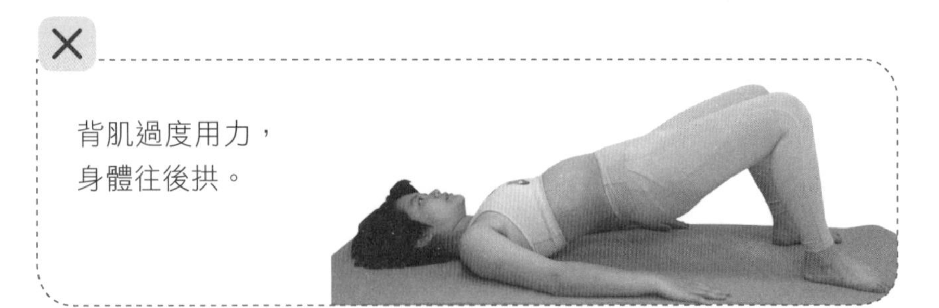

練習在活動手腳時，維持軀幹與核心穩定。

6 四足跪姿

❶ 在四足跪姿下，維持軀幹、肩膀和骨盆穩定先將左手抬起。

❷ 身體穩定後，再將右腳抬起。

❸ 維持 5-10 秒，重複 5 次後換邊做。

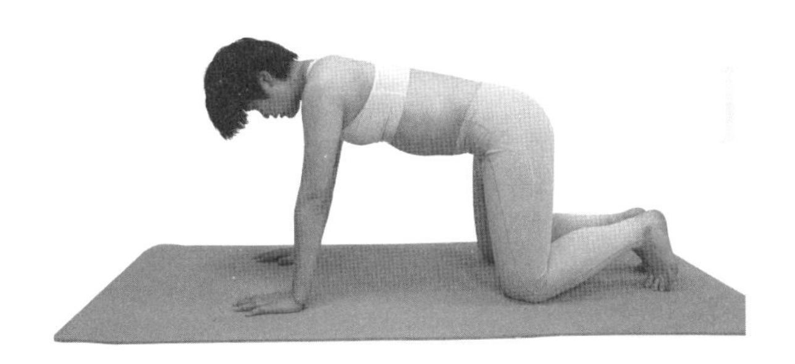

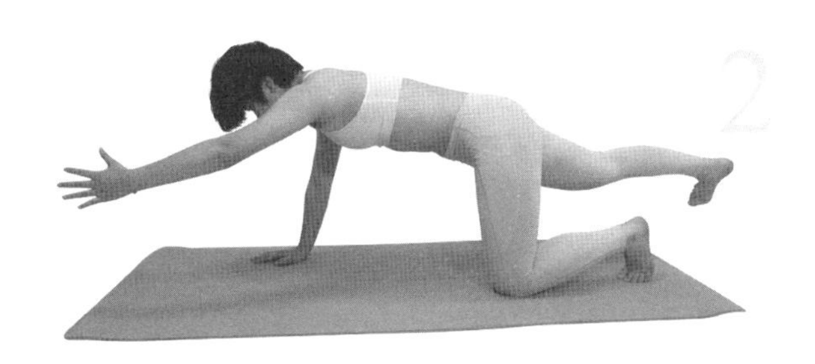

TIPS

過程中，身體不旋轉或伸直，若身體無法維持穩定，就停止動作。抬手腳的幅度依個人能力調整。

練習腹肌肌耐力，強化肩關節穩定。

7 平板支撐

❶趴下，以前臂支撐地面，身體保持一條直線。

❷持續 30 秒，重複 5 次。

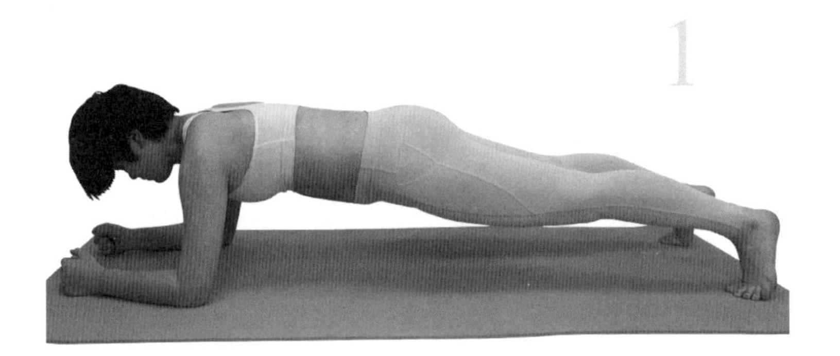

練習在不穩定的平面維持核心穩定。

8 球上平衡矯正

注意 確保瑜伽球的品質和大小適合自己，坐在瑜伽球上，雙腳可平放於地面，大腿與地面呈水平，進行動作時保持平衡。

1. 坐在球上，輕收肚臍，維持球的穩定。
2. 持續 30 秒，重複 8 次。

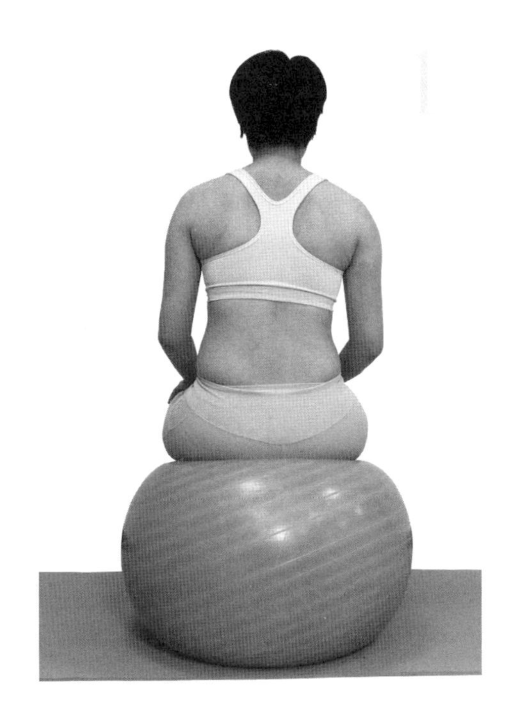

練習在不穩定的平面上活動腳，且維持核心穩定。

9 球上腿部交替伸腿

注意 確保瑜伽球的品質和大小適合自己，坐在瑜伽球上，雙腳可平放於地面，大腿與地面呈水平，進行動作時保持平衡。

1 坐在球上。

2 輕收肚臍，將右腳跟沿著地面往前滑，過程中須維持球的穩定。

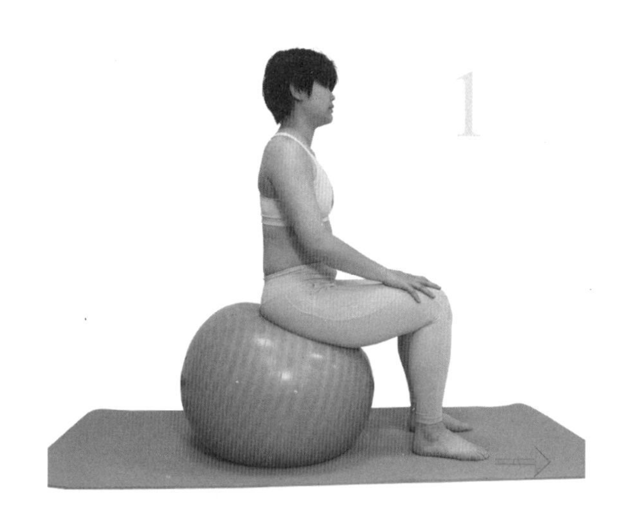

3 兩腳交替進行，每次維持15秒，重複10次。

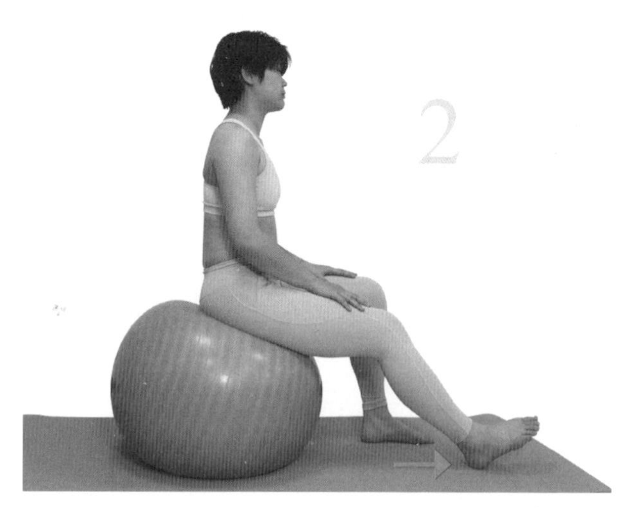

練習在不穩定的平面維持核心穩定，
強化腹肌肌力、肌耐力。

10 球上捲腹

注意 確保瑜伽球的品質和大小適合自己，坐在瑜伽球上，雙腳可平放於地面，大腿與地面呈水平，進行動作時保持平衡。

❶ 躺在球上。

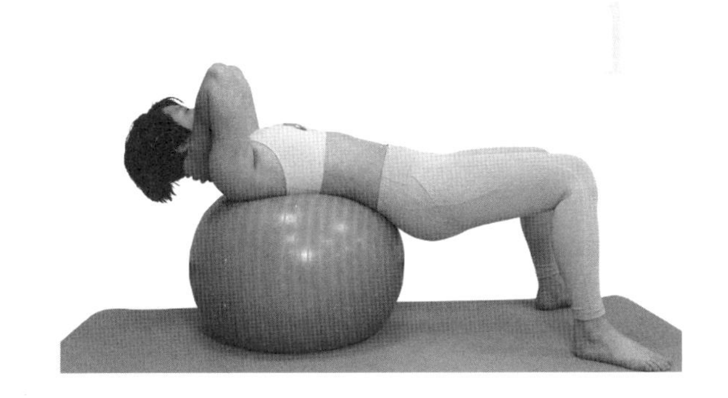

❷ 手托頭，慢慢將頭和肩膀抬起，過程中將胸口往肚臍方向靠近，需感受到上腹用力，避免脖子過度用力。

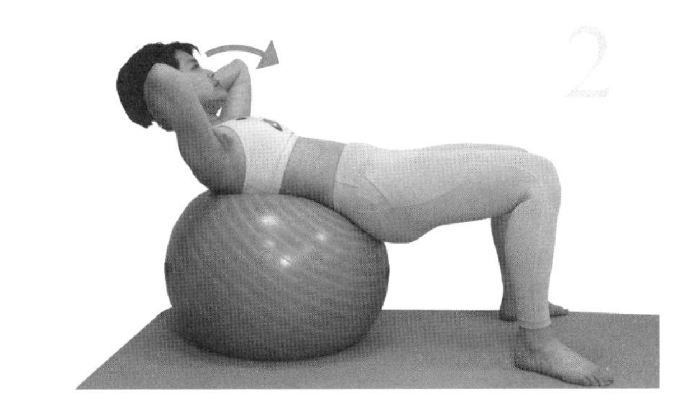

❸ 每次維持 20 秒，重複 10 次。

日常生活中保持正確姿勢，就是一種核心肌群訓練。

1 坐姿背部延伸

注意 避免長時間維持同一姿勢，要定期調整。

1. 坐姿，進行背部延伸動作。
2. 每次維持 30 秒，重複 5 次。

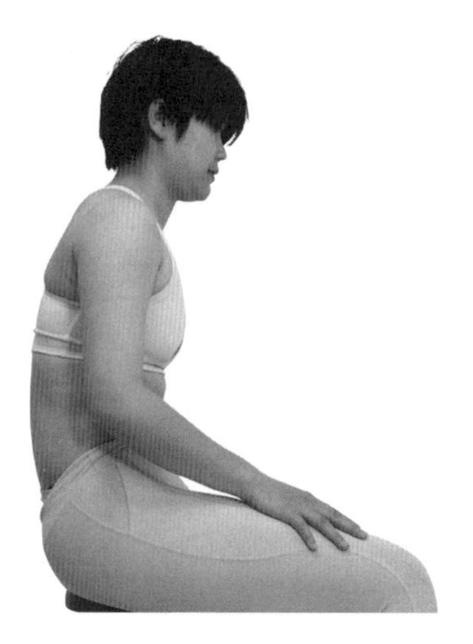

延伸前

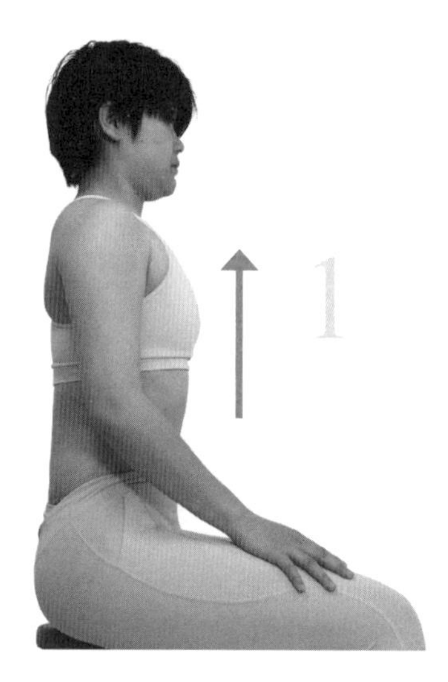

延伸後

MORE

改善姿勢的運動對脊椎側彎患者來說，更是不容忽視。因為這些運動有助於糾正和預防不良姿勢，進而達到減輕脊椎壓力和不適感。

日常生活中保持正確姿勢，就是一種核心肌群訓練。

2 站姿背部延伸

❶ 站立，進行背部延伸動作。

❷ 每次維持 20 秒，重複 10 次。

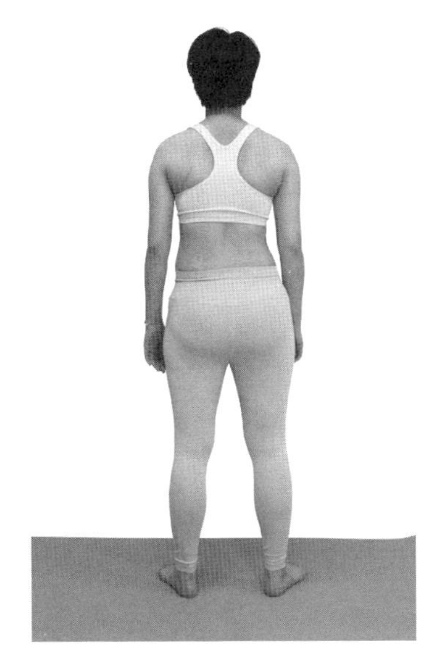

延伸前

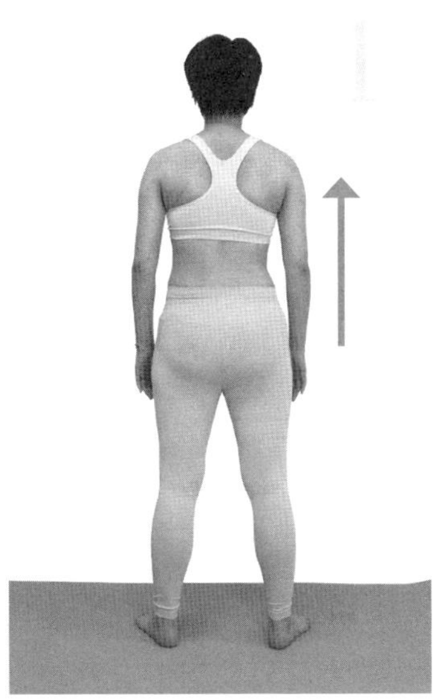

延伸後

MORE

在日常走路時，嘗試保持輕收肚臍，是一種很好的姿勢調整練習。

加強動態穩定與平衡。

3 原地踏步

注意 初學者可以靠牆或椅子輔助平衡。

❶ 站立，大腿交替抬高到水平做出踏步動作，動作過程中維持身體穩定。

❷ 每回重複 10 次。

1

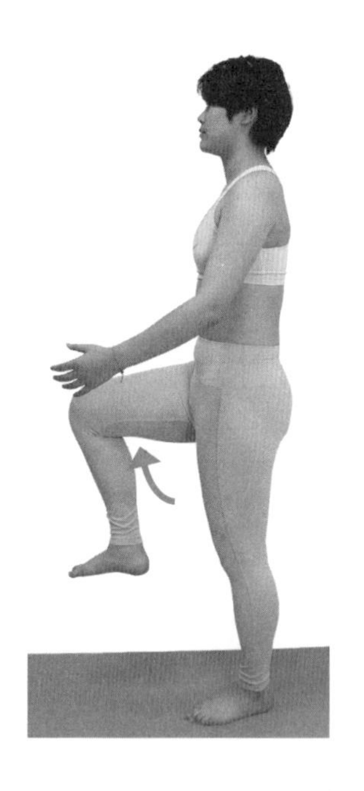

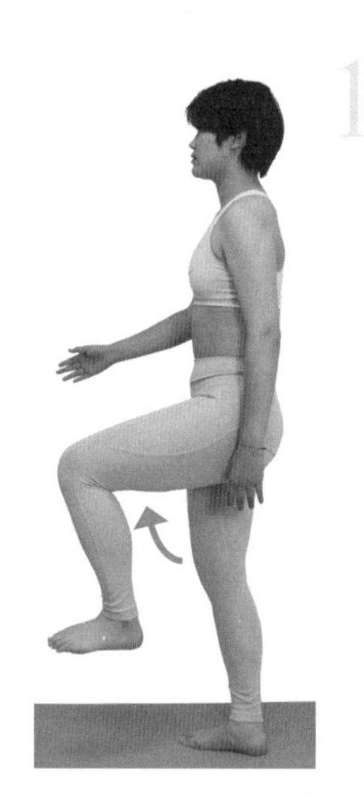

提高軀幹的穩定度，訓練身體維持平衡。

4 閉眼平衡

1. 站立，閉上眼睛嘗試保持身體平衡。
2. 每次維持 15 秒，重複 10 次。

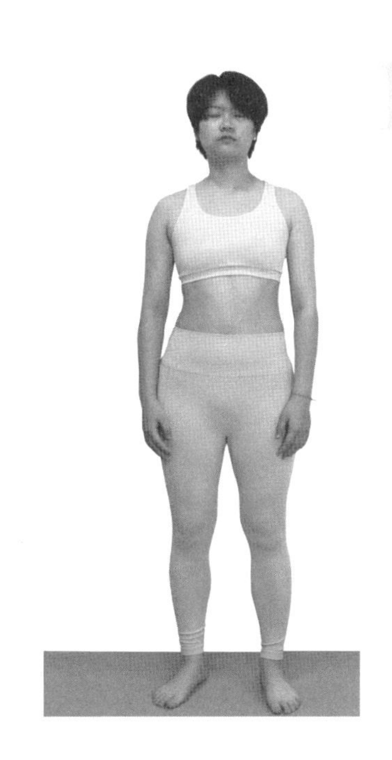

透過本體感覺訓練提高身體對平衡和位置的感知，有助於改善姿勢控制。

5 單腳站立

❶ 站立姿勢，單腳站立保持平衡，交替進行。

❷ 每腳持續 20 秒，重複 10 次。

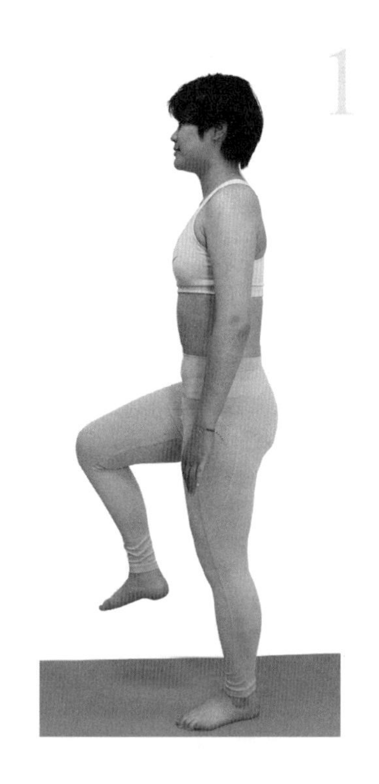

TIPS

先用單手扶在穩定的平面，以單腳站立，覺得穩定後放手，確保練習的安全。

Part 3

矯正背架：手術治療前的另一種選擇

人類是脊椎動物，因此因脊椎不正而來的困擾，更是人類長久的「痛」。

打開脊椎治療的歷史，迄今已有兩千多年，不過矯正背架的應用卻是近半個多世紀才開始的治療方式。雖然矯正背架的發展歷史受到的關注較少，我們仍然可以藉由了解背架的歷史演變，進一步了解脊椎側彎治療的發展概念。

CH 1 從古希臘開始的脊椎矯正歷史

早在西元前5世紀，「西方醫學之父」古希臘醫學家希波克拉底就發明了「希波克拉底氏長凳（Hippocratic bench/scamnum）」（圖1）做為治療長骨和脊柱骨折的牽引設備，同時也是治療脊椎畸形的設備，因此可說是脊椎側彎治療的始祖。

然而在那之後六百多年來，幾乎沒有新的進展，一直到西元2世紀，古羅馬時代的蓋倫增加了「直接壓力」和「縱向牽引力」的設備，推進了脊椎側彎矯正的歷程。可惜，當時的作法並非長期牽引，也還沒有將脊椎長時間固定的觀念，因此治療效果有限。不過，當時也沒有其他更有效的方式，所以這種治療方式一直沿用到16世紀。

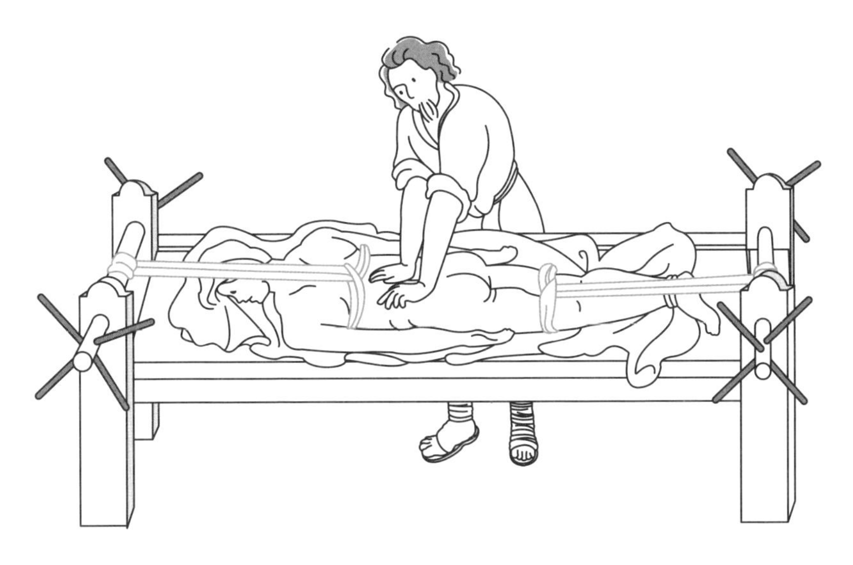

圖1 希波克拉底式長凳（Hippocratic bench/scamnum）

16 世紀：緊身鐵衣成矯正背架原型

在 16 世紀，世界上第一個用於治療脊柱側彎的支撐背架是由「現代外科手術之父」法國陸軍外科醫生 Ambrose Paré 發明。Ambrose Paré 認為脊椎側彎是因脊椎脫位引起，因此便將患者固定在帶有襯墊的緊身鐵衣中（圖 2），並利用外力來進行復位。

Ambrose Paré 的鐵衣是現代脊柱側彎矯正背架的原型，被認為是脊椎側彎矯正的先驅，除此之外，Ambrose Paré 也是第一個發現在骨骼成熟後脊椎側彎矯正不易成功的人。

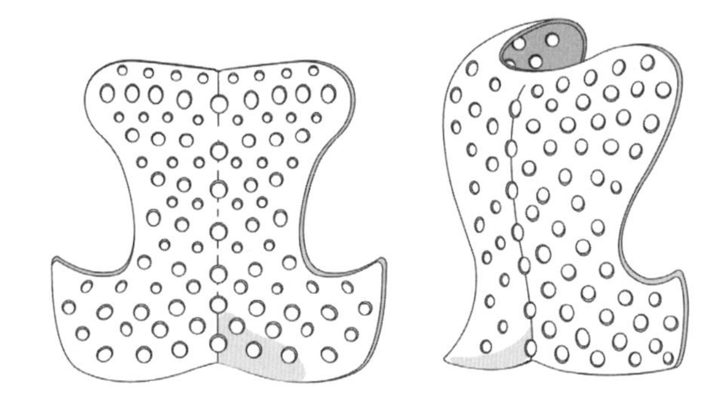

圖 2 Ambrose Paré 鐵衣

18 世紀：縱向牽引＋橫向矯正推力

18 世紀後期，美國治療脊椎疾病聞名的骨科醫師 Lewis Albert Sayre 利用牽引結合石膏套來矯正脊椎側彎。他將患者懸吊在地面上，以患者的下巴和腋下作為支撐，施加垂直牽引力，並配合石膏套橫向矯正的方式，確實在脊椎側彎的治療上，獲得了一小部分的效果，可惜的是，當患者脫離石膏套後矯正效果便無法維持。

雖然此方法成效不佳，但這種縱向牽引結合橫向矯正推力的概念，已經成了背架治療脊椎側彎的理論基礎。

CH 2 近代常見脊柱側彎矯正背架

隨著醫學的進步，如今市面上的背架種類繁多，大致可分成全日型以及夜間型矯正背架。全日型的背架有：密爾瓦基背架（Milwaukee brace）、威名頓背架（Wilmington brace）、波士頓背架（Boston brace）、大阪醫科大學式裝具（Osaka Medical College brace：OMC brace）、色努背架（Chêneau brace），這些背架，每日穿戴時間須達 16 至 23 小時；至於夜間型背架，則以睡眠時間穿戴為主，配戴時間平均為每日 8 小時，主要有查爾斯頓背架（Charleston brace）、普維登斯背架（Providence brace）等。以下分別一一做簡單的介紹。

密爾瓦基背架

1945 年由美國 Blount WP, Schmidt AC 及 Bidwell RG 設計的密爾瓦基背架（Milwaukee brace），為「頸椎 - 胸椎 - 腰椎 - 薦椎皆有包覆的矯正裝具 cervico-thoraco-lumbo-sacral orthosis（CTLSO）」，最早是讓小兒麻痺患者在進行側彎手術後，用來穩固脊椎使用，在發現對非手術治療也有一定療效後，慢慢演變成獨立的治療方法（圖 1）。

除了使用側墊向脊椎凸點施加橫向的矯正力外，亦經由骨盆處結合頸環達成縱向牽引的張力。骨盆的設計是用來減少腰椎前凸，使腰椎向後移動將去除旋轉的力施加到脊椎上，為脊椎矯正創造更穩定的基礎，是第一種廣泛使用於脊椎側彎非手術治療的矯正背架，在阻止青少年脊椎側彎方面，擁有最長臨床經驗和報告。

然而密爾瓦基背架因設計不夠美觀，從背後穿脫不易、穿戴後移動困難以及下頷、喉部和骨盆長時間壓迫等缺點，降低患者配戴意願，進而影響治療成效。

現在密爾瓦基背架的地位逐漸被其他具有相當矯正能力且更輕薄的「胸腰薦裝具 thoraco-lumbo-sacral orthosis（TLSO）」所取代，目前主要用於側彎頂點在胸椎第 7 節以上高位胸椎側彎的患者。

威明頓背架

由於密爾瓦基背架的缺點太多，降低了患者的穿戴意願，因此 G. Dean MacEwen 等人在 1969 年開發了第一個矯正型的胸腰薦裝具（TLSO），也就是威明頓背架（Wilmington brace）。

這款背架以低溫熱塑性塑膠板（OrthoPlast）來塑型，能客製的設計讓背架完全貼身，加上背架開口在前方，穿起來不僅輕便也更容易穿脫。目前用於側彎頂點位於胸椎第 7 節以下（包含第 7 節）的患者（圖 2）。

波士頓背架

1972 年，在波士頓兒童醫院，John Hall 和 William Miller 共同創造了另一種矯正型的胸腰薦裝具（TLSO）。與威明頓背架不同，波士頓背架（Boston brace）不用石膏取模，而是由六個不同尺寸的標準化模板，直接依照患者體態進行修改，節省量測、後製與安裝的時間。因為其部分開放的設計、容易修改，使波士頓背架在市面上漸受歡迎，目前仍是當今常見的矯正型胸腰薦裝具（TLSO）之一。但由於背架開口位於後方，穿脫背架時需要他人協助（圖 3）。

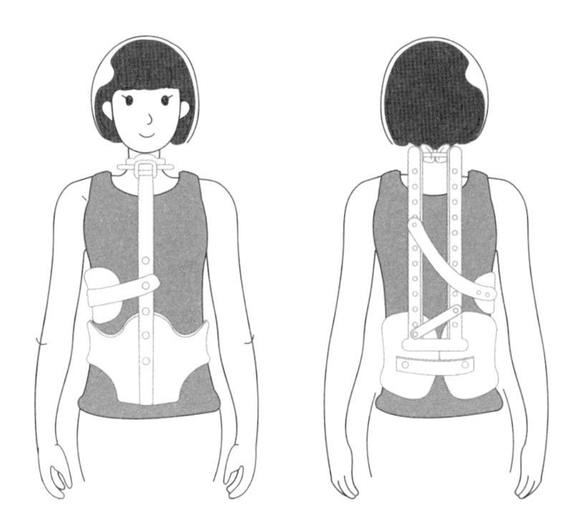

圖 1 密爾瓦基背架（Milwaukee brace）

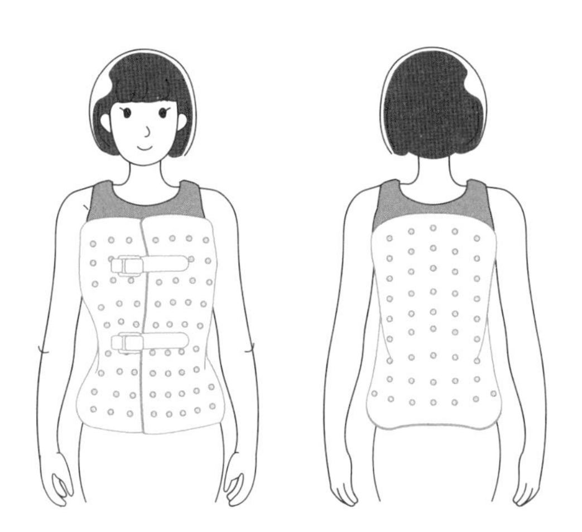

圖 2 威明頓背架（Wilmington brace）

大阪醫科大學式裝具

大阪醫科大學式裝具（Osaka Medical College brace：OMC brace）又稱 OMC 背架（以下稱 OMC 背架），是大阪醫科大學整形外科學的小野村敏信教授在 1970 年代開發出來的，在日本成為全日型胸腰薦裝具（TLSO）主流。這款背架以密爾瓦基背架為基礎，去除前後支撐條，並從腋下側墊的位置施予壓力將肋骨往斜上方移動，以三點支撐的原理進行矯正，可以用來矯正胸腰椎以下的側彎（圖 4）。

OMC 背架的特點在於設計較密爾瓦基背架更為輕巧；降低了呼吸時胸壁擴張的限制，穿著衣物時也較不明顯。和波士頓背架一樣開口位於後方，在穿脫背架上需要他人協助。由於側邊支撐條需固定於骨盆，因此無法做成更合乎力學的不對稱型背架。

色努背架

法國醫師 Jacques Chêneau 於 1979 年發展出一種非對稱型矯正背架。和前面提到的其他矯正背架相比，色努背架（Chêneau brace）除了壓力區與開放區的概念讓身體處於抵抗側彎曲線的不對稱姿勢以外，也強調藉由矢狀面生理曲線的重塑來矯正側彎常伴隨的平背問題（圖 5）。

經醫學文獻實證結果以及筆者製作矯正背架的經驗，色努不對稱型背架矯正效果確實更勝其他背架。

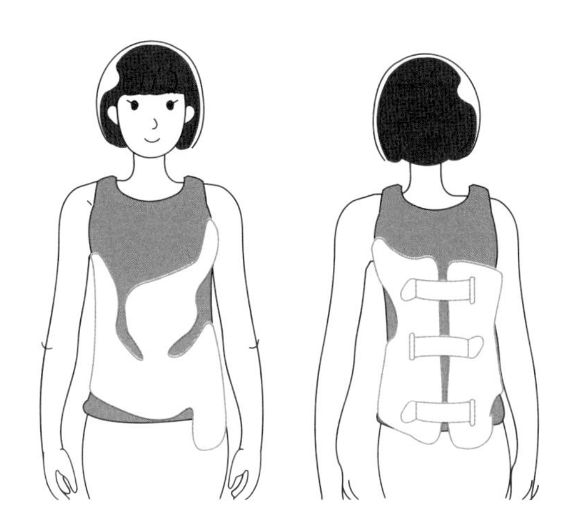

圖 3 波士頓背架（Boston Brace）

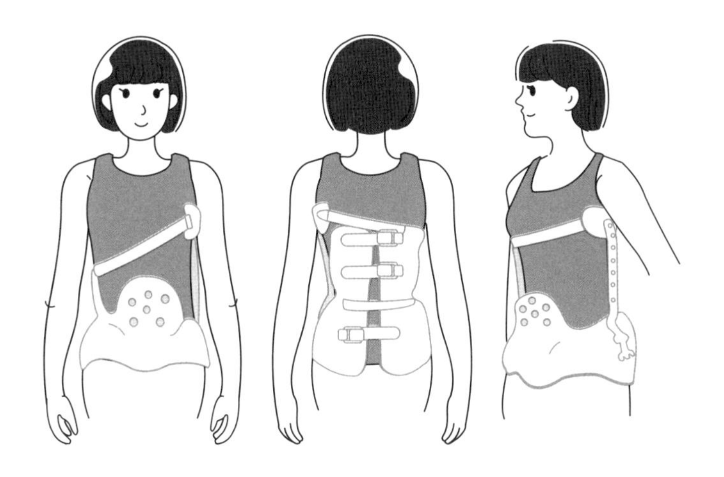

圖 4 大阪醫科大學式裝具（Osaka Medical College brace：OMC brace）

夜間型矯正背架

雖然使用全日型胸腰薦裝具（TLSO）矯正脊椎側彎日漸普及，但對於青少年來說，被要求每天持續配戴矯正背架 18 至 23 小時，直到骨骼成熟是十分不容易做到的事。部分研究發現，只要穿戴塑型角度更大、矯正力更強的背架，理論上可以減少每天配戴背架的時間。

基於這一構想，能減少患者配戴背架時數以消除白天配戴造成的社交焦慮，夜間型矯正背架於是被開發出來，目的在於來提高患者的意願。因為夜間型矯正背架必須側向傾斜和旋轉軀幹，配戴時無法站立行走，夜間型矯正背架就只能平躺時穿戴。

查爾斯頓背架

1979 年，南卡羅來納州的 Frederick Reed 以及 Ralph Hooper 一起研發了專為夜間配戴的矯正背架：查爾斯頓夜間背架（Charleston brace）。這款背架在側彎凸點的位置施予更強的矯正力，並將患者用背架固定在一個「過度矯正」側彎姿勢，進一步減少凹側椎體間的壓力，比起全日型的胸腰薦裝具（TLSO）有更大的矯正幅度。根據研究資料顯示，每天配戴 8 至 10 小時即具有和配戴波士頓背架 18 至 23 小時有相同的矯正效果（圖 6 左）。

普羅維登斯背架

1992 年，普羅維登斯羅德島兒童醫院的 Charles D'Amato, Sean Griggs 和 Varry McCoy 創造了另一種夜間使用的矯正背架：普羅維登斯背架（Providence brace）。其原理是從軀幹中線設為參考點，以三個施力點將側彎頂點推向中線甚至超越中線，不像

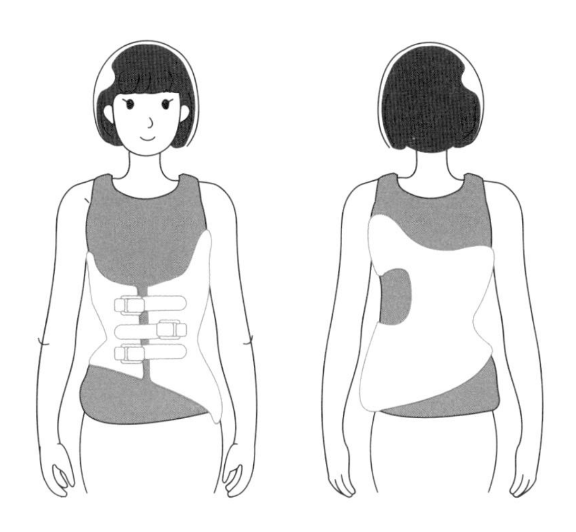

圖 5 色努背架（Chêneau brace）

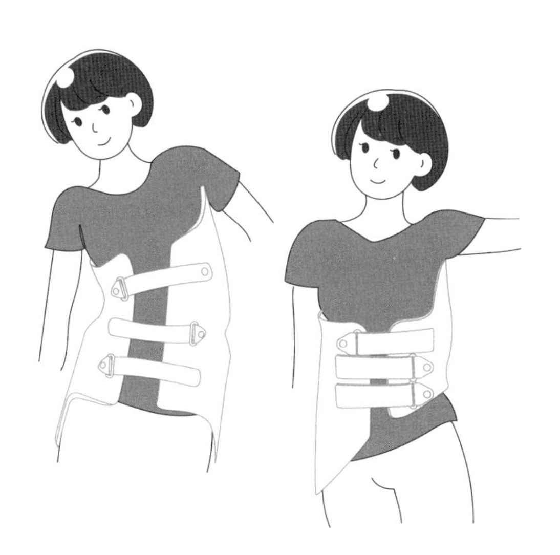

圖 6 夜間型矯正背架：查爾斯頓背架（左），
普羅維登斯背架（右）

查爾斯頓背架需要將患者軀幹固定在特定姿勢，能減少患者被過度拉伸所產生的不適（圖 6 右）。

動態的脊椎裝具 Dynamic Spinal Brace

動態脊椎裝具（Dynamic Spinal Brace）是一種創新的矯形治療設備，專為處理腦性麻痺兒童和其他患有脊椎側彎的患者而設計。這種支具的開發是基於對傳統矯形器的局限性的深入理解，傳統矯形器通常是僵硬且笨重的，不僅難以配戴，還可能導致一系列副作用，如疼痛、皮膚問題和活動受限。

動態脊椎裝具與傳統的脊椎矯形器有著根本的不同。它利用靈活的材料和可調節的機構，允許支具隨著患者的活動而動態調整。這種設計不僅改善了舒適性，還增強了支具的矯正效能，能夠更自然地與患者的日常活動結合（圖 7）。

主要特點共有以下四點，包括：

1. **可調性**：裝具包括可調整的張力系統，可以根據患者的具體需要進行精確調整，這樣可以確保矯正壓力恰到好處，既有效又不造成過大的不適。
2. **輕量化設計**：使用現代高科技材料製造，這些材料不僅堅固耐用，同時也非常輕便，大大減輕了佩戴者的負擔。
3. **透氣性**：裝具的設計考慮到了長時間穿戴的需要，特別增加了透氣孔和透氣材料，以防止長時間穿戴引起的皮膚問題。
4. **動態調整功能**：最為關鍵的創新點是裝具的動態調整能力，能夠根據患者的活動和身體變化進行即時微調。

臨床試驗中，使用動態脊椎支具的患者普遍表示，不適感明顯減少，且日常活動的限制也得到了顯著改善。此外，初步研究顯示，動態脊椎裝具在改善脊椎對稱性和減少側彎曲度方面，比傳統的矯形器有更加顯著的效果。

動態脊椎裝具代表脊椎側彎治療領域的一個重大突破，提供了一種更靈活、更人性化的治療選擇，讓腦性麻痺兒童以及其他患有脊椎側彎的患者有望獲得更好的治療成果和生活品質的提高。隨著未來研究的深入和技術的完善，這種動態矯形器有望成為改變許多患者生活的關鍵工具。

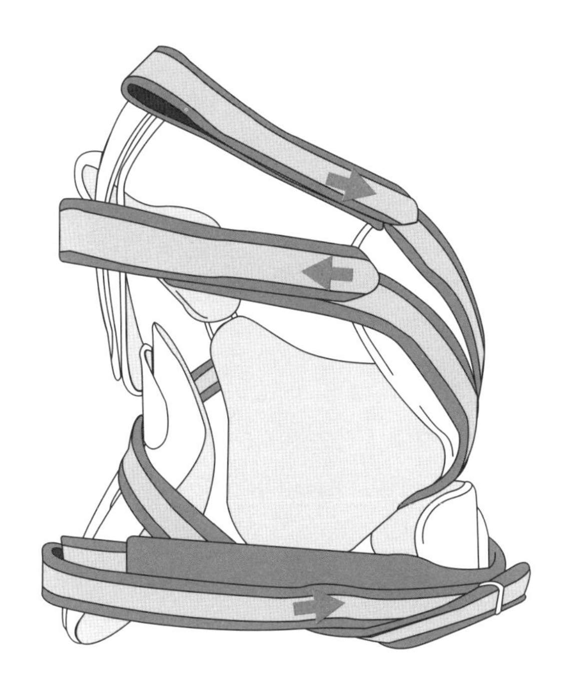

圖 7 動態脊椎裝具

CH 3 氣囊式改良背架介紹

由於背架壓力點持續壓迫造成的疼痛與壓瘡一直是各式背架的通病，也是造成患者放棄配戴背架的主因。有鑑於此，氣囊式改良背架可能可以增加穿戴舒適度，提高穿戴的意願（圖 1）。

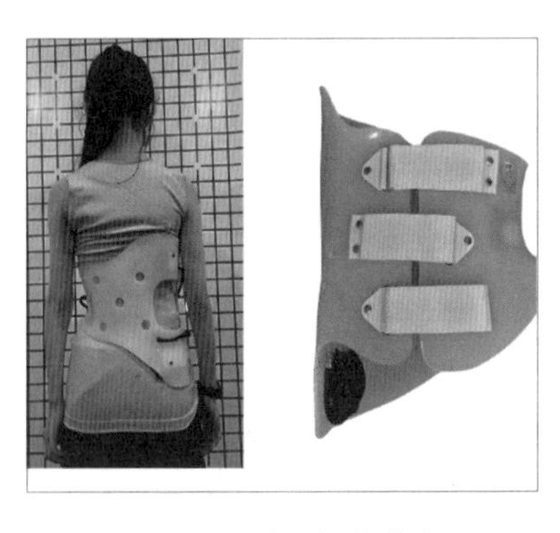

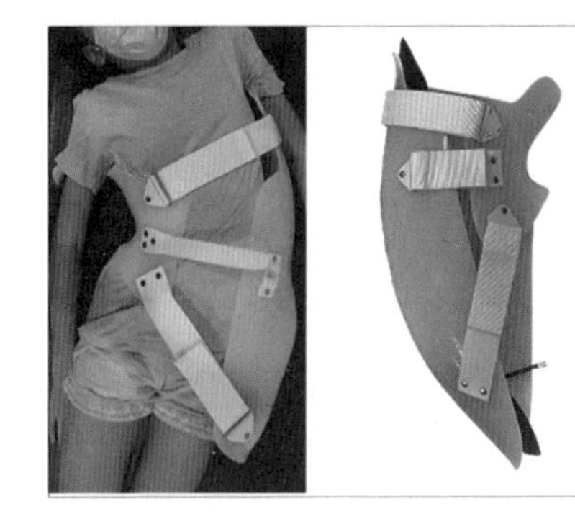

圖 1 氣囊式背架
左：氣囊式日間背架
右：氣囊式夜間背架

這款背架在壓力點加裝氣囊，具有分散壓力的優點，配合氣囊內壓力的調整，能避免長時間穿戴背架所產生的疼痛與壓瘡。氣囊位置亦可隨治療需求進行精細的調整。不僅改善了全日型背架穿戴的舒適度與矯正率（圖 2），透過氣囊，也可以增加夜間型背架的去旋轉力與橫向推力，加強矯正機能，甚至可以將側彎曲線拉向中線，達到「過度矯正」的目的，幫助患者在脫下背架後轉成正常中立的位置（圖 3）。

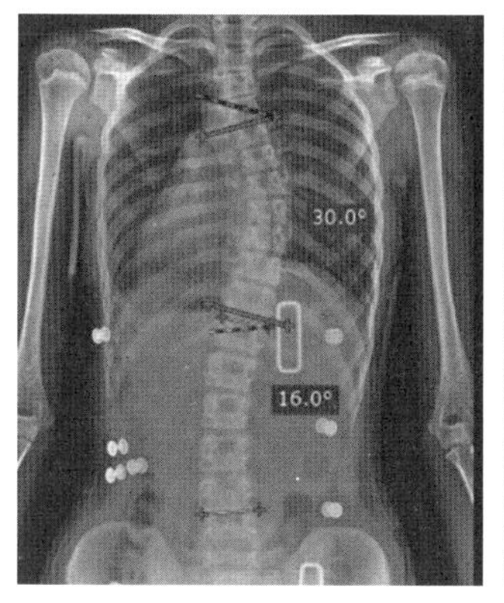

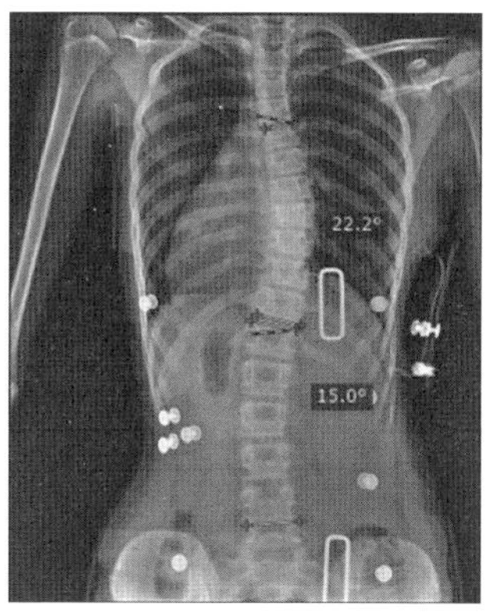

圖 2 加裝氣囊提升矯正率

左：患者穿戴全日型背架時的角度為 30 度

右：同一件全日型背架加裝氣囊後，矯正率明顯提升（22 度）

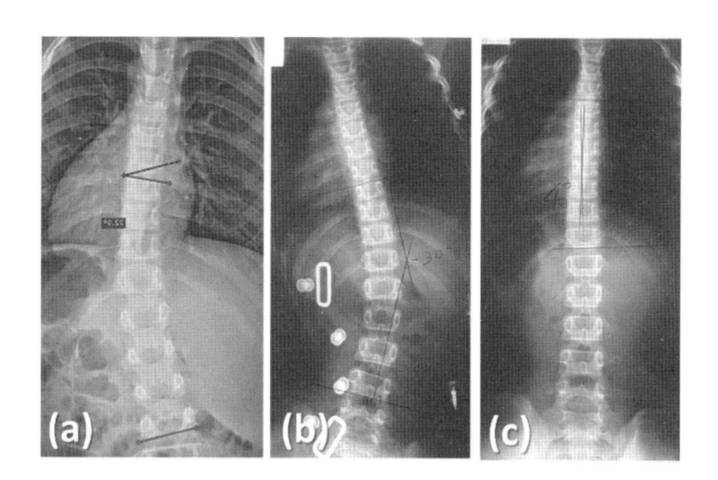

圖 3 氣囊式夜間背架改善側彎曲線的效果

左：患者初次來訪時側彎度數為 23 度

中：氣囊式夜間背架將曲線的頂點拉向中線，甚至達到過度矯正的效果（-30 度）

右：患者穿戴一年半背架後，脫離背架後經過過度矯正的脊椎回到中線（4 度）

簡單來說，不論是極重度側彎（大於 60 度）卻拒絕手術的患者（圖 4）、還是不願穿戴或穿戴全日型背架會疼痛的患者，以及椎間盤突出造成功能性脊柱側彎的成人（圖 5），甚至是 65 歲以上已產生腰椎側向滑脫仍不願手術的老人（圖 6），氣囊式背架除了能減少側彎角度外，對於疼痛及神經壓迫的症狀也可以改善。

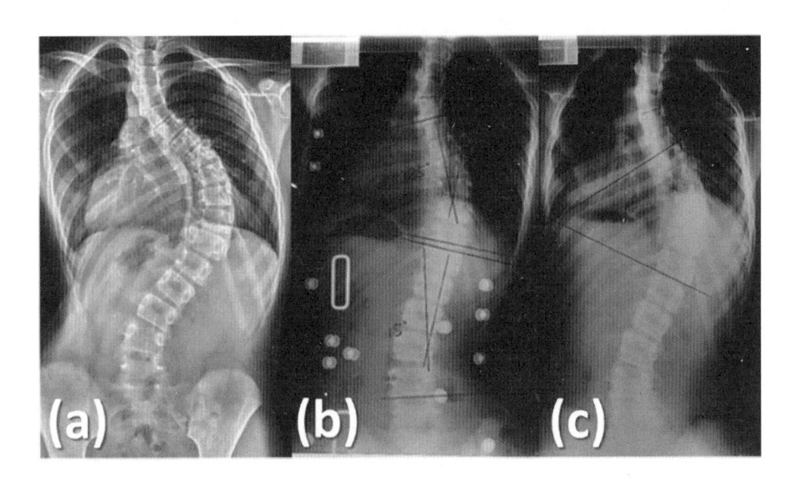

圖 4 氣囊式背架矯正極重度側彎的成效

矯正案例：一位有原發性脊柱側彎的 15 歲女孩

左：2020/08/27 初次來訪時側彎度數為 81 度

中：2020/09/20 穿戴氣囊式全日型背架時為 25 度

右：2021/04/10 未穿背架側彎度數為 51 度

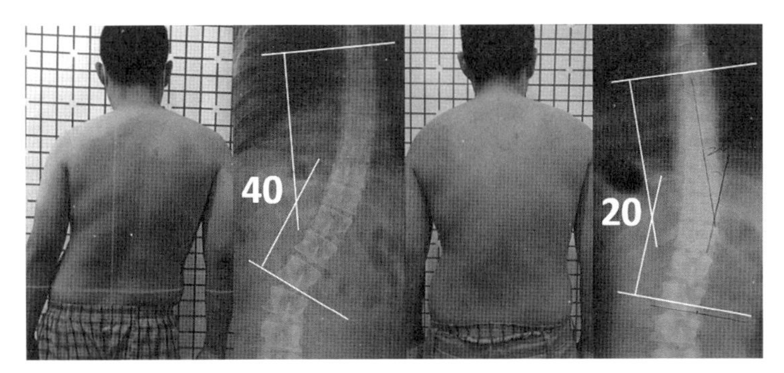

圖 5 氣囊式背架矯正椎間盤突出導致之功能性脊柱側彎的成效
矯正案例：椎間盤突出導致的功能性脊椎側彎 45 歲男性
左：2020/07/23 初次來訪時側彎度數為 40 度
右：2021/03/06 使用氣囊式日間型背架 8 個月後，側彎角度從 40 度進步到 20 度，且下背疼痛明顯改善，於 2022/10/01 追蹤時依然維持在 20 度

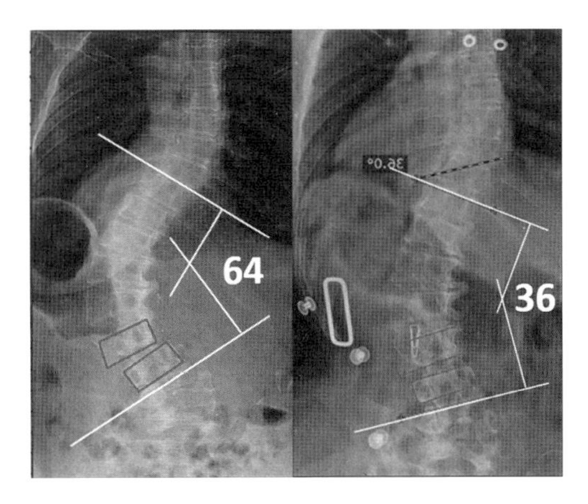

圖 6 氣囊式背架矯正極重度側彎合併側向滑脫老年人的效果
矯正案例：原發性脊柱側彎合併腰椎側向滑脫的 67 歲女性
左：初次來訪時側彎度數 64 度合併第四、五節腰椎側向滑脫
右：穿戴氣囊式日間背架時，側彎角度減至 36 度，滑脫及疼痛腳麻症狀改善

自2009年來台灣脊椎側彎協會每年製作累積數百件背架經驗，持續進行改良精進，至2022年已取得多項專利認證，目前最新一代的氣囊可透過簡易的拆卸直接移動，可隨治療需求快速調整矯正壓力點位置，達成抵抗旋轉及精準三維矯正的目的。

氣囊背架與傳統背架差異比較

背架種類	壓力點	舒適度	背架使用年限
氣囊背架	● 拆卸式氣囊，能輕易調整壓力點位置。 ● 以柔軟的氣囊作為壓力點，減少皮疹、痛及壓瘡。 ● 可調整壓力大小。	輕薄 較透氣 易散熱	可移動氣囊位置，隨依治療需求調整矯正壓力點，使用年限較長。
傳統背架	● 以矯正墊作為壓力點，位置固定不易調整 。 ● 皮膚受壓不平均，易產生皮疹疼痛及壓瘡。 ● 無法控制壓力大小。	厚重 悶熱 不透氣	不易調整後續壓力點位置，會因身形身高改變後矯正效果變差，需重新製作。

醫學小講堂

矯正背架材質

近年較普遍使用的材質有2種，各有其優缺點，可依據喜好與病情需要使用。但背架種類學與背架結構力則應依據病情需要做專業判斷。

1. **高壓低密度聚乙烯**（high pressure-low density polyethylene，HP-LDPE， 簡寫為 LDPE）:

   特色：質輕、具柔性、耐低溫、耐高溫（夏天置於車內不變形）、耐衝擊性較高、可挖透氣孔與減壓孔、使用年限較久。

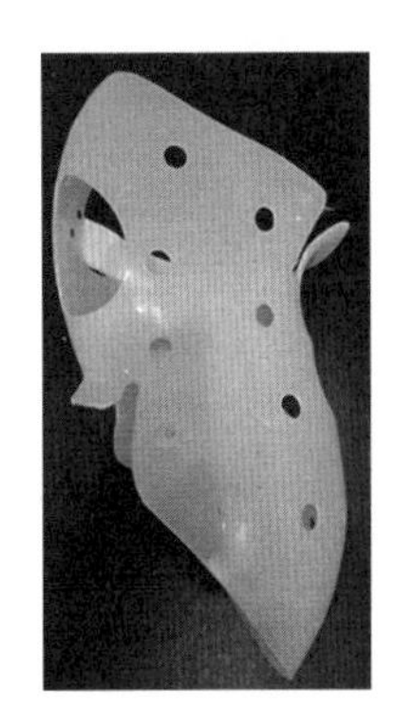

2. **聚己內酯聚酯纖維**（ polycaprolactone polyester）

   特色：比 LDPE 更質輕、更透氣、更柔性、耐低溫、不耐高溫（夏天置於車內會變形）、耐衝擊性較低、不可挖透氣孔與減壓孔、2 年左右會有軟化現象。

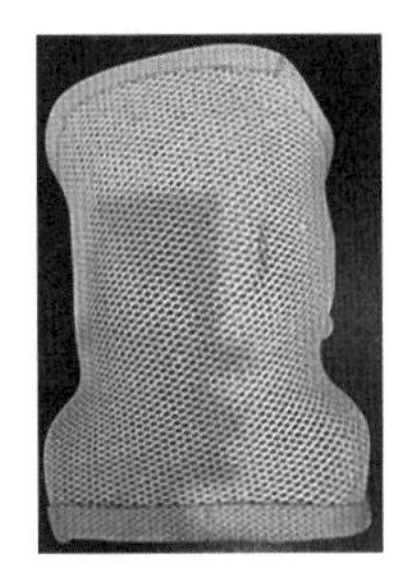

CH 4 掌握背架矯正黃金期，效果看得見

經醫學實證結果發現，治療原發性脊椎側彎上，背架矯正雖是保守療法，但和手術相比，卻是更安全、低風險的選擇。基本上，嚴重程度為中度（25 度～ 45 度）以上的側彎，可採取背架和側彎矯正運動同步治療，但對惡化風險較高的病患族群，建議在疾病的更早期的階段開始背架治療。

現行國際的治療指引建議矯正背架適用於以下幾種狀況：

（1）側彎角度在 25 度～ 45 度之間正在成長發育的兒童。

（2）側彎角度小於25度但在半年之內顯著惡化5度～10度（平均一個月增加大於 1 度）的患者。

（3）側彎角度在 20 度和 25 度之間，骨骼發育尚未開始成熟時期（Risser 0）兒童及青少年。

然而，只要不是嚴重到手術的脊椎側彎（小於 50 度）往往不太被醫師正視，因此延誤了保守療法的治療黃金時期。如果能在脊椎側彎初期，就能有適當且有效的治療，體態畸形與側彎角度也會得到更好的改善，矯正的成功率也會大大提升。要知道，達手術標準的重度側彎都是從輕度側彎惡化而來，若背架的介入時機點太晚（側彎角度大於 40 度），一旦因脊椎僵硬、柔軟度差產生椎體楔型化，矯正背架的效果就會大打折扣。

通常，青春期以前（骨骼尚未成熟）的脊椎側彎患者，側彎惡化速度非常快，建議一旦發現脊椎側彎角度接近 10 度時，最好能每半年安排一次脊椎 X 光檢查追蹤，這樣在角度出現快速惡化

時，便可以及時於 10 度～ 50 度這階段採背架等保守療法開始矯正，如此一來，就能大大避免走到非手術治療的地步。

隨著自動化技術以及人工智能的進步，背架的製作過程、材料及設計將日漸精良，並且能更符合使用者需求，未來脊椎側彎背架治療的方向除了應精準評估患者，提供適合的治療方針以外，更要有提供患者性能良好背架與提高穿戴背架舒適度，好增加患者的配戴意願，達到更好的效果。

然而，就算配戴最先進的氣囊式背架，穿戴期間仍會有一定程度的不適，因此家庭及同儕的鼓勵和支持，提升患者穿戴動機和意願，也是重要的關鍵。此外，更應由專業的團隊，評估並擬定運動治療計畫與背架處方，包含背架設計、背架製作、背架調整以及追蹤，才能真正達到矯正背架的良好療效，達到避免手術、並改善生活品質的目的。

參考文獻

1. Mahmood J. Khan, Visish M. Srinivasan, and Andrew H. Jea The History of Bracing for Scoliosis Clin Pediatr（Phila）2016 Apr;55（4）:320-5
2. Landauer F, Trieb K Prof. Scoliosis: Brace treatment - from the past 50 years to the future. Medicine（Baltimore）. 2022 Sep 16;101（37）:e30556.
3. Gomez JA, Hresko MT, Glotzbecker MP. Nonsurgical Management of Adolescent Idiopathic Scoliosis. J Am Acad Orthop Surg. 2016 Aug;24（8）:555-64.
4. Negrini S, Donzelli S, Aulisa AG, Czaprowski D, Schreiber S, de Mauroy JC, Diers H, Grivas TB, Knott P, Kotwicki T, Lebel A, Marti C, Maruyama T, O'Brien J, Price N, Parent E, Rigo M, Romano M, Stikeleather L, Wynne J, Zaina F. 2016 SOSORT guidelines: orthopaedic and rehabilitation treatment of idiopathic scoliosis during growth. Scoliosis Spinal Disord. 2018 Jan 10;13:3.
5. Kaelin AJ. Adolescent idiopathic scoliosis: indications for bracing and conservative treatments. Ann Transl Med. 2020 Jan;8（2）:28.
6. Karavidas N, Tzatzaliaris D. Brace and Physiotherapeutic Scoliosis Specific Exercises（PSSE）for Adolescent Idiopathic Scoliosis（AIS）treatment: a prospective study following Scoliosis Research Society（SRS）criteria. Arch Physiother. 2022 Nov 1;12（1）:22.
7. Zaina F, Cordani C, Donzelli S, Lazzarini SG, Arienti C, Del Furia MJ, Negrini S. Bracing Interventions Can Help Adolescents with Idiopathic Scoliosis with Surgical Indication: A Systematic Review. Children（Basel）. 2022 Oct 31;9（11）:1672.
8. Piantoni L, Tello CA, Remondino RG, Bersusky ES, Menéndez C, Ponce C, Quintana S, Hekier F, Francheri Wilson IA, Galaretto E, Noël MA. Quality of life and patient satisfaction in bracing treatment of adolescent idiopathic scoliosis. Scoliosis Spinal Disord. 2018 Dec 14;13:26.

Part 4

手術矯正：
脊椎側彎療法的終極手段

一提到手術，很多人都會先抗拒，總害怕它帶來身體的傷害大於疾病本身帶來的病痛。

然而，當脊椎側彎超過某種程度，「手術」的確是最終的手段。所幸隨著醫療技術的精進，手術風險也大幅降低。因此，了解矯正手術的風險與機會，相信能幫助你做出更好的選擇。

近年來，隨著手術技術、器械和儀器的進步，以及對退化性脊椎側彎疾病的了解，手術治療退化性脊椎側彎的安全性與成效顯著提升。另一方面，民眾對生活品質的追求也逐漸增加，有越來越多患者在更年輕的時候，期待利用外科手術來解決因為脊椎側彎畸形導致的慢性疼痛。

當保守治療沒有成效時，而慢性背痛已經嚴重到影響日常功能時，或是嚴重脊椎畸形已經導致身體傾斜失衡，或是合併嚴重神經壓迫症狀，手術矯正脊椎側彎可能是最好的選擇。

以下幾點，通常可以做為是否進行手術治療的判斷：

1. 保守治療無效，慢性背痛導致失能（影響日常功能）。
2. 嚴重脊椎畸形導致身體失去平衡（無法維持正常站立姿）。
3. 合併神經壓迫症狀（腳痛、腳麻、下肢無力走不遠）。
4. 合併脊椎不穩定（滑脫、骨折等）。
5. 無嚴重骨質疏鬆症。
6. 無其他提高手術風險的慢性疾病。

手術前的評估流程

通常，在決定手術前，除了需要進行神經理學檢查外，還包含詳細的脊椎影像檢查與骨密度檢查。

脊椎影像檢查包含站立全脊椎 X 光照、動態脊椎 X 光，電腦斷層、磁振造影。站立全脊椎 X 光片可以評估患者的側彎角度大小、側彎的範圍及軀幹的平衡情況；動態脊椎 X 光則用來評估側彎柔軟性及節段構造穩定性；至於電腦斷層與磁振造影掃描，則是評估神經孔狹窄與神經壓迫的情形，以決定手術中需要神經減壓的範圍。

骨密度檢查則是用來評估患者的骨質狀態，若患者有骨質疏鬆症則須先治療（一般建議療程為 6 至 12 個月），再接受側彎矯正手術。

CH 1 成人常見的脊椎側彎手術：退化性腰椎側彎手術

退化性腰椎側彎是成人常見的脊椎疾病，手術治療方式主要是透過長節脊椎鋼釘內固定合併脊椎融合，搭配不同程度的截骨矯正及適當範圍的神經減壓，達到畸形矯正、神經減壓、恢復軀幹平衡穩定的目的（圖 1）。

很多人，一提到手術，總是會緊張手術的風險、後遺症等問題。在過去，這類的手術因範圍較大，手術時間較久，術中失血也會較多，衍生的難以預期的風險也較高。所幸隨著醫療科技發展，此類手術的風險已大幅降低。

除了實證醫學提供醫療團隊病患照顧準則外，使用手術中運動及感覺神經監測系統，可以即時監控病患脊髓神經狀況，避免脊椎手術中神經合併症之發生，使用手術中導航系統提升植入鋼釘之準確度，使用生醫材料降低術中出血、穩定的術中麻醉等，均有效提升手術安全性。

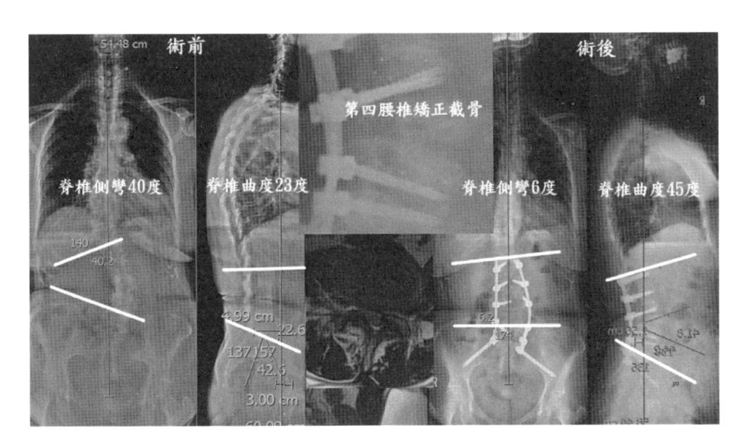

圖 1 59 歲女性，術前腰椎側彎達 40 度且腰椎曲度不足。經非手術治療無效，手術採取脊椎鋼釘內固定融合，併行第四腰椎截骨矯正，術後腰椎側彎 6 度（矯正率八成五）且重建生理腰椎曲度。

適當手術治療找回生活日常

根據北美醫學中心的聯合前瞻性研究，針對有症狀的退化性腰椎側彎患者，隨機分配手術與非手術治療追蹤兩年發現，若按照隨機分派結果分析，接受手術治療患者恢復較快（疼痛改善較快、日常功能恢復較快）。

在非手術治療組有約六成患者在一年內依照患者意願改接受手術，分析這些從非手術治療改接受手術的患者發現，相比維持非手術治療者，在滿兩年時，手術組疼痛改善明顯較好，且日常功能恢復較非手術治療組好。

這個研究顯示，患者接受非手術治療一年內，對於治療滿意且有效果，到兩年時與接受手術者沒差。但若患者接受非手術治療一年內，對於治療效果不滿意且疼痛改善不佳時，改為手術治療的效果遠比維持非手術治療佳。

因此，針對有症狀的退化性脊椎側彎患者，建議先嘗試非手術治療一年，若疼痛改善不佳且患者對治療效果不滿意，就建議接受手術治療，以達到較好的疼痛改善、功能恢復與較佳的滿意度。

近年來各方面包括醫療科技發展及實證照護醫療的進步下，已將手術風險大幅降低，讓手術治療退化性脊椎側彎的效果得到顯著的改善，也使得患者在患有退化性腰椎側彎後，有機會在專業醫療團隊協助下接受手術治療改善疼痛，維持較好的日常功能。

參考資料

1. Koerner JD, Reitman CA, Arnold PM, Rihn J. Degenerative lumbar scoliosis. JBJS reviews. 2015 Apr 14;3（4）.
2. Kelly MP, Lurie JD, Yanik EL, Shaffrey CI, Baldus CR, Boachie-Adjei O, Buchowski JM, Carreon LY, Crawford III CH, Edwards C. Operative versus nonoperative treatment for adult symptomatic lumbar scoliosis. The Journal of bone and joint surgery. American volume. 2019 Feb 20;101（4）.
3. Smith JS, Kelly MP, Yanik EL, Baldus CR, Buell TJ, Lurie JD, Edwards C, Glassman SD, Lenke LG, Boachie-Adjei O, Buchowski JM, Carreon LY, Crawford CH, Errico TJ, Lewis SJ, Koski T, Parent S, Lafage V, Kim HJ, Ames CP, Bess S, Schwab FJ, Shaffrey CI, Bridwell KH. Operative versus nonoperative treatment for adult symptomatic lumbar scoliosis at 5-year follow-up: durability of outcomes and impact of treatment-related serious adverse events. J Neurosurg Spine. 2021 Apr 30;35（1）:67-79.

CH2 青少年的脊椎側彎手術：原發型脊椎側彎手術

脊椎側彎在各個年紀的孩童都可能發生，最常見的是青少年原發型脊椎側彎（adolescent idiopathic scoliosis），簡稱 AIS。原發型脊椎側彎發生率約占青春期人口的 2 ～ 3%，其中又以發育中女性居多，側彎惡化的機率，女性也遠高於男性。

雖然原發性側彎發生的確切原因仍不明，但有證據顯示，青春期快速成長時，可能因脊椎椎體前柱、後柱生長速度失衡，引發脊椎排列旋轉變形，導致脊椎側彎（圖 1）。

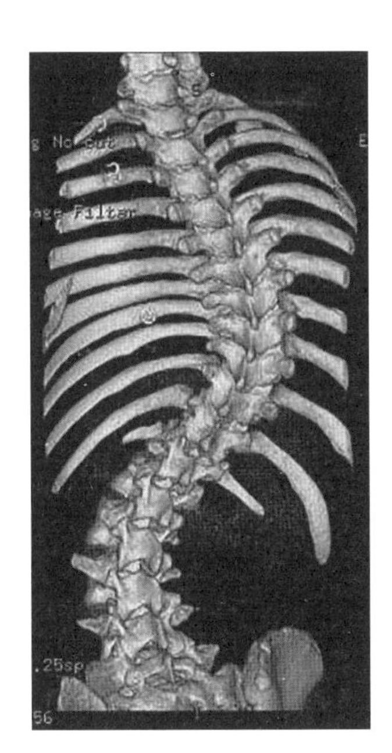

圖 1 脊椎側彎 3D 電腦斷層顯示的旋轉畸形

患有側彎的孩童，外觀上可能會出現肩膀不等高或單側背部隆起等症狀，但要確切診斷，還是要透過 X 光檢查，判讀側彎的嚴重程度與型態分類。若在 10 歲以前就出現側彎，或有不尋常的彎曲類型，甚至伴隨其他神經症狀，則更還要進一步安排核磁共振（MRI）檢查，檢視脊髓神經是否伴隨異常。

一般說來，青少年的輕度脊椎側彎，可先採用非手術方式，如物理治療或穿戴矯正背架；但若是嚴重側彎，或是經背架治療後，彎曲角度仍持續惡化，就需要考慮透過手術來防止惡化，並重建脊椎軸線在各方向的平衡，減少病患因外觀畸形所帶來的心理壓力。

青少年手術防止側彎惡化

研究顯示青少年原發性側彎角度若達 40 ～ 45 度以上，成年以後，也會以每年 1 度的速度緩慢進展，因此青少年脊椎側彎手術的首要目的是防止病情惡化，其次才是矯正脊椎側彎曲度，減輕並紓解側彎對患者身體功能和生活品質的影響。總結來說，青少年的脊椎手術目的有以下幾點：

1. **防止側彎惡化**：側彎手術與其他肢體畸形手術雷同，當側彎角度越嚴重，手術所需時間越長，風險更高，矯正效果也越不理想。因此及時進行手術矯正，植入骨釘固定側彎曲段，能防止側彎惡化，減少患者未來可能需要接受複雜性脊椎手術的風險。

2. **矯正側彎的曲度**：透過植入骨釘與金屬連接桿，矯正側彎旋轉變形後，植骨進行側彎曲段骨融合，改善側彎的曲度，進而恢復軀幹的正常形態與功能。

3. **減輕側彎衍生的症狀**：有些病患因為嚴重側彎造成脊椎關節、韌帶與周圍肌肉僵硬，產生疼痛。大於 70 度以上的胸椎側彎，也會造成胸腔狹窄，影響心肺功能。手術矯正後，可以減輕側彎對神經和脊椎周邊軟組織的張力，緩解相關症狀；也可以增加脊椎高度與胸腔容積，避免心肺受到壓迫，讓患者恢復正常生活與活動能力。
4. **改善姿勢與外觀**：側彎會影響患者姿勢與外觀，手術可以改善患者的姿勢，不僅可以站直；也可以增加不等程度的身高，恢復患者自信。

CH 3 常見脊椎側彎手術種類

脊椎側彎是複雜三度空間的旋轉畸形（rotational deformity），臨床上引起側彎的原因很多，最常見的為原發型（idiopathic），其他尚有先天型（congenital）、神經肌肉型（neuromuscular）、及症候型（syndromic）等。不同型態的側彎，曲度的特徵與病程進展也不同。因此，決定側彎的手術治療前，必須考慮發生的原因、年齡、部位及嚴重程度，以下是目前常見的脊椎側彎手術種類。

後開手術

後開手術是常見的手術手法，患者採趴姿，由醫生從患者背部進行手術。手術的步驟包括放鬆脊椎周圍肌肉和韌帶，切開或移除側彎節段的脊椎面關節（facet joints），在預計矯正的側彎節段椎體植入椎弓根螺釘（pedicle screws）和金屬連桿（rod）後（圖1），施行逆旋轉（de-rotation）金屬連桿來矯正側彎的旋轉畸形。當達到預期的矯正曲度後，再用螺帽將骨釘與連桿固定，進行最後的植骨與脊椎後融合（fusion）。

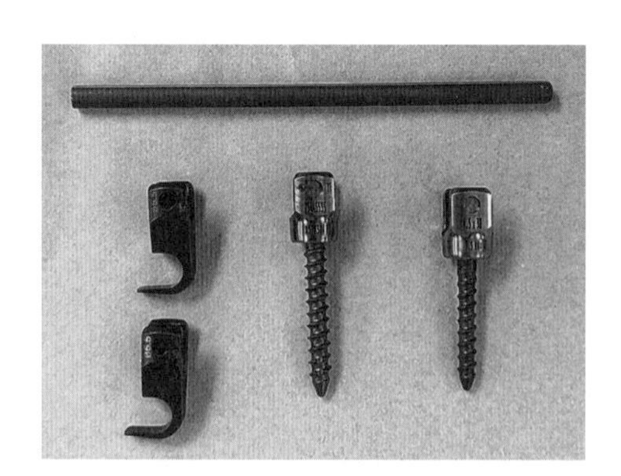

圖 1 手術使用的金屬椎弓根骨釘與連接桿

此類手術的平均矯正率約落在75%上下，也就是說，若術前角度60度，術後角度約可控制在20度以下。矯正結果好壞除受手術方式影響之外，也牽涉病人術前側彎曲度的柔軟程度與原始角度大小。若側彎角度大，隨時間容易變為僵硬，要達到理想的結果，就要施做更廣泛的截骨操作。如此手術時間長，失血多，風險也較大。因此，一旦發現側彎惡化快速，就應接受手術，以免多餘的等待，徒增手術的困難。

前開手術

前開手術適合短節胸腰椎段為主的側彎型態。病患採凸側朝上的側躺姿勢，由醫生通過患者胸腹部交界處，再逐步進入胸腔與後腹腔。這種手術方法可讓醫生更直接抵達側彎段的脊椎椎體，切除凸出的椎間盤，緊接著植入椎體橫向骨釘，再以金屬連桿連接，一樣施以逆旋轉（de-rotation）矯正側彎。

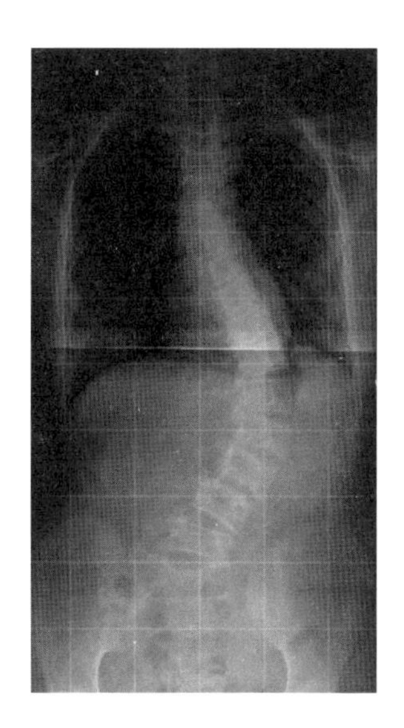

圖 2 胸腰椎側彎個案採取前開手術治療

前開手術的好處是直接針對側彎節段的椎體操作，矯正力量比後開手術更強，因可減少一節腰椎固定，也可以達到類似的矯正效果。此外，因手術途徑不會破壞背部的核心肌群，選擇前開可保留背部肌肉完整，也避免術後肌肉沾黏或產生痠痛的現象（圖2）。

合併前＋後開手術

對於嚴重且僵硬的側彎（≧ 90 度），有時須採取前開＋後開兩階段手術。前開手術主要針對側彎曲度最大的幾節，施行椎間盤切除，以增加脊椎的柔軟度。如果側彎位在胸椎，可以透過胸腔鏡輔助手術，僅須一個 2 公分的傷口，就可以做到 3 ～ 4 節的椎間盤切除；若為胸腰椎側彎，則要採取類似上述前開的方式來切除椎間盤。

前開鬆弛（anterior release）手術完成後隔 2 天，我們再進行後開的矯正手術。以這樣的治療策略，過去即使面對大角度的側彎，仍可維持七成以上的矯正率。

選擇性胸椎融合手術

常見的青少年原發型側彎，八成以上都是位在胸椎，S 型的下段屬腰椎側彎，往往是為了平衡上段胸椎側彎所衍生的角度。臨床上如果遇到 S 型側彎，我們都會評估是否有選擇性胸椎融合（selective thoracic fusion）手術的機會。

通常手術骨釘固定的節數越多，理論上側彎可以矯正越直，但若是固定過多的腰椎節數，會讓患者損失腰部的柔軟度導致彎腰角度受限，變成姿勢好看，但功能卻減損的窘境。

因此，當術前測量胸腰椎側彎的角度有差距（例如：胸／腰椎側彎角度比值≧ 1.2）或是腰椎側傾影像（side bending view）側彎角度減少至 25 度以下，代表腰椎側彎屬補償曲度（compensatory curve）。理論上只要矯正胸椎側彎，腰椎側彎會隨時間慢慢自動調整回來，這樣的治療策略，我們稱為選擇性胸椎融合，也是目前主流的側彎矯正方法（圖 3）。

導航輔助手術提高植骨釘準確度

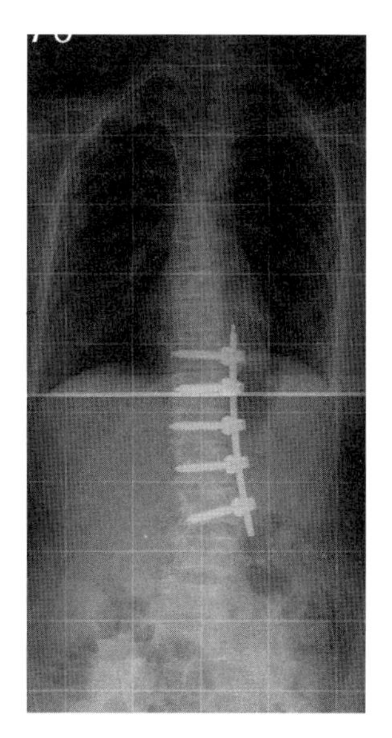

圖 3 S 型側彎個案採取選擇性胸椎融合手術治療

脊椎側彎手術的首要門檻是植入骨釘，側彎節段因椎體旋轉，讓每節椎體椎弓根的方向跟著改變。但骨釘植入對醫師來說，是一大挑戰。

還好，隨著醫療科技進步，近年來也推出先進影像技術和導航系統提供植釘的方向建議，可以輔助臨床醫師更準確地執行手術，就像開車使用導航的原理。或許對於有經驗的醫師，導航系統使用與否差距不大，但對於年輕醫師要學習側彎植釘，導航系統可以增加信心與準確性，相信未來也會成為趨勢。

延長式連桿植入手術

這類手術治療方式，主要針對嚴重的早發型脊椎側彎（側彎角度≧ 60 度），經歷保守治療失敗者，此時手術需兼顧兒童成長與側彎角度矯正兩個重點。所謂延長桿包含幾個組件：分別位於脊椎上端及下端固定的錨狀物（anchor site）、連接兩端錨狀物的連桿（rod）、及位於脊椎中段兩連桿間的伸縮組件（telescopic connector）。

植入此延長桿系統（growing-rod system），一般會使用微創手術技巧，在背部的上端及下端各切開約 3 ～ 4 公分的傷口置入錨狀物，而中間會選擇適當長度的連桿（rod），以同一傷口經肌肉下層穿過後，再和錨狀物組裝。

和大人使用的鋼桿不同點在於，此鋼桿的長度可以透過小螺絲來調整，病童每半年透過一個小傷口，即可達到延長脊椎鋼桿的目的。此延長式鋼桿矯正手術，需要分多次小手術直到脊椎發育成熟，最後再進行骨融合手術，才算結束療程。延長桿手術傷口小，對軟組織破壞少，對於某些先天性體質羸弱病童的側彎畸形，提供一線治療的契機（圖4）。

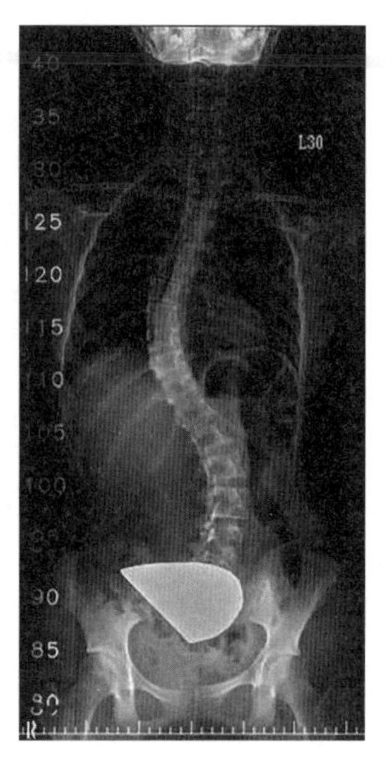

圖 4 早發型側彎個案採取延長桿手術治療

然而，脊椎延長桿系統也有缺點，期中最令人詬病的就是每隔 6 個月必須接受手術調整延長桿，達到脊椎延長的目的，一直到青春期。雖然延長手術僅會有小小的傷口，但畢竟每次手術對父母、病童的心理帶來不小的心理壓力。故近幾年已有國外醫療機構著手發展軌道式滑動延長桿系統（Shilla system）及磁力延長桿系統（MAGEC magnetic growing rod），目的就是希望能減少後續手術的次數。

脊椎側彎手術的風險與併發症

在現在的醫療技術下，手術的風險已經大幅降低，但不容否認的是，只要是手術，就一定存在著風險。脊椎側彎手術的風險和併發症會因手術方式和患者身體狀況而異。一般來說，脊椎側彎手術可能會面臨以下風險和併發症：

1. **感染**：手術過程中或術後傷口照護不良，可能會發生傷口感染。依照標準手術操作流程，臨床上側彎手術傷口發生感染的機率其實低於 1%，且大多為表皮傷口感染，只要提早發現，定期傷口護理並投予抗生素治療，幾乎可以順利痊癒，極少數個案才需接受傷口清瘡。

2. **出血**：手術過程中可能會發生 500 ～ 1000 ml 出血，如果失血量高於 1000 ml，有時需要輸血。為降低出血量，臨床上在手術前和術中會常規靜脈施打斷血炎（transamine），術中針對骨頭出血，可以局部敷以凝血因子粉末、骨臘 （bone

醫學小講堂

早發型脊椎側彎

通常發生在10歲以前的脊椎側彎稱為早發型脊椎側彎（Early Onset Scoliosis, EOS），雖然發生機率不高，然而一旦發生，治療上也比較困難。孩童出現早發型脊椎側彎時，醫生會詳細檢查是否和身體系統的合併症有關，例如神經病變或基因異常，抑或只是單一骨骼發育的問題，像是先天脊椎長成半椎體（hemivertebra），似三角形或梯形。

如果惡化嚴重，需要提早手術治療。青少年或成人側彎患者，可以骨釘長節固定，但孩童不行。5 歲以前孩童的適應力較好，會在麻醉下牽引矯正側彎，再以石膏包覆軀幹固定治療 （body cast），每 3 個月更換石膏。冬天適合石膏包覆，夏天改以背架，兩者交叉治療。若是背架反應不好，就必須改用具有延長式的脊椎連桿系統 （growing rod system）手術，來逐步矯正孩童的脊椎側彎。

wax）或架設自體血液回收系統（cell saver）等。此外，麻醉監控也是脊椎手術過程中重要的一環。維持病人術中穩定的麻醉深度、核心體溫與心跳血壓，也是減少出血不可或缺的因素。

3. **神經損傷**：手術過程中可能因植釘失誤或側彎矯正過猛對神經產生牽拉，導致神經損傷，這部分是絕大多數病患和父母面臨手術最擔心的問題。

   過去為確保神經功能正常，手術中側彎矯正步驟完成後，會短暫讓病患醒來，測試其下肢活動狀況，稱作清醒測試（wake-up test）。過程約需 20 ～ 30 分鐘，此時等待清醒，對病人或外科醫師都是心理煎熬。

   近年來因醫療進步，類似重大脊椎手術，我們會使用神經監測儀。在手術前，便在病患頭皮與四肢對特定肌肉扎針，術中不定時給予電刺激，監控末端感覺與運動神經訊號。

   如有狀況，可以隨時調整找出問題，將手術過程造成的神經損傷機率降到最低。以目前文獻報告，因側彎手術神經損傷的發生率約為千分之一到三，基本上算是風險可控管的手術。

4. **術後疼痛**：手術後有些患者可能會出現肩膀或背部肌肉痠痛、感覺異常等症狀，以上狀況大多會隨時間慢慢緩解。

5. **植入物故障**：手術植入金屬骨釘或連接桿可能會因脊椎骨融合不良或患者劇烈運動、外傷等，造成植入物鬆脫或斷裂，需要進行移除或更換。文獻上報告發生率約在百分之一左右。

6. **遺留側彎曲度**：手術後原始的側彎節段有骨釘固定，角度追蹤通常變化不大，但緊鄰的脊椎段有可能因姿勢不良或術後脊椎軸線平衡不佳，讓原來遺留的側彎角度惡化，影響矯正效果，需要進一步延伸固定處理，稱為 adding-on phenomenon。

總體而言，在經驗豐富的醫療團隊合作下，脊椎側彎手術的風險和併發症並不常見，屬於可控制範圍。在進行手術前，醫生應詳細評估患者的身體狀況，充分與患者解釋手術過程，包括方式、風險和併發症。根據累積的治療經驗，臨床上側彎手術也算是骨科高滿意度的術式之一。

CH 4 脊椎側彎手術注意事項

脊椎側彎手術並非小手術，因此術後的照護非常重要，做得好，可以幫助手術恢復並防止併發症。以下是一些脊椎側彎手術後常見的照護注意事項：

1. **保持傷口清潔**：手術後初期幾天至 1 週，觀察有無出血、感染等問題，保持傷口清潔乾燥，避免感染。通常術後約 2 週可拆線，最好術後 4 週以後再盆浴或泡溫泉。

2. **早下床活動**：側彎手術後當日可在床上左右翻身，採圓滾木翻身法，手術後隔日，可考慮恢復情況，搖高床頭 30 ～ 60 度並坐起，梳洗，進食喝水等日常活動。一般病患在術後 2 天可嘗試背部懸空坐起（不靠床），第 3 天可練習下床行走，儘早開始活動有助於早日恢復體力。

3. **均衡飲食**：手術後當天先以開水、果汁、電解質飲料等流質的食物為主，前 2 天因臥床活動少，病患腸胃蠕動緩慢，太早飲食易生脹氣。此時多鼓勵腹部按摩，有助於患者盡早排氣後進食。開始下床活動後，腸胃恢復正常，就可以攝取高蛋白、高纖維、高維生素的均衡飲食。

4. **術後藥物**：側彎手術後前 2 天的疼痛感較為明顯，此時醫生會給予口服、皮下或靜脈注射止痛劑減輕疼痛。通常第 3 天起，傷口疼痛慢慢減輕，患者大多只需口服止痛藥物即可緩解。

5. **注意姿勢**：術後保持良好的坐姿和站姿，可以減少脊椎的壓力。要避免長時間低頭、彎腰或固定同一姿勢，3 個月內不宜負重或扭轉脊椎。

6. **復健運動**：手術後 3 個月嘗試游泳、慢跑和伸展運動，訓練背部肌肉恢復肌力。此外，適度的核心運動也有助於穩定脊椎及改善殘留的腰椎側彎角度。

7. **定期追蹤**：術後初期約每 3 ～ 6 個月要定期追蹤，讓醫生評估手術結果和病情進展，術後 2 年側彎角度漸趨於穩定，可改為每年追蹤。

根據經驗，目前常規側彎手術的住院療程約 5 ～ 7 天，出院後患者可依照身體的恢復狀況，回歸生活常態。術後 2 ～ 3 個月，可允許慢跑、游泳、腳踏車等輕度運動。若是籃球、排球等會有肢體碰撞的運動，則建議術後 6 個月再開始。

患者應遵循醫生的指導和建議，進行適當的照護和復健運動，有助早日恢復。還有一個家長十分關心的問題，如果是女性患者，手術後未來還是可以懷孕、自然生產，不需擔心。

Part 5

身心「維他命」，給脊椎全方位守護

家有脊椎側彎患者，要照顧的不只是身體上的疼痛，伴隨疾病而來的身體不適，隨側彎造成的形象改變、行動不便，都會造成患者甚至其家人，從生理到心理的不適感。

守護脊椎患者，除了治療「脊椎」本身外，更需要從營養的補給、情緒的照護上，全方位守護！

CH 1 專屬脊椎保健的營養品清單

雖然脊椎側彎是屬於脊椎的問題，但是若想要有好的療效及維持，營養管理也是不容忽視的重要課題，因為適當的營養可以幫助維持骨骼健康、肌肉強度，並可能對症狀管理有所幫助。以下是針對脊椎側彎患者的營養建議。

鈣和維生素 D

- 重要性：鈣是建立和維持骨骼健康的重要礦物質，而維生素 D 有助於鈣的吸收和骨骼的健康。
- 食物來源：乳製品、綠葉蔬菜、豆類、堅果，富含維生素 D 的食物如魚類、蛋黃和強化食品。

優質蛋白質

- 重要性：蛋白質對於肌肉建構和維持非常重要，特別是脊椎周圍的支撐肌肉。
- 食物來源：瘦肉、家禽、魚、蛋、豆類和乳製品。

抗氧化劑

- 重要性：抗氧化劑有助於減少體內的氧化壓力，可能有助於降低炎症，對維持整體健康有益。
- 食物來源：新鮮的水果和蔬菜，特別是莓果、橘子、綠葉蔬菜和紅椒。

Omega-3 脂肪酸

- 重要性：Omega-3 脂肪酸對於減少炎症和維持神經健康有益。
- 食物來源：深海魚類（如鮭魚、鯖魚）、亞麻籽油和核桃。

充足的水分

- 重要性：保持充足的水分對於維持身體各項功能和肌肉的彈性都非常重要。
- 建議：每日喝足夠的水，避免含糖飲料和過多咖啡因。

均衡的膳食

- 重要性：均衡的膳食有助於保持整體健康和適當的體重，這對於脊椎的健康也是重要的。
- 建議：確保飲食中有足夠的全穀物、瘦蛋白、健康脂肪和豐富的水果與蔬菜。
- TIPS：需要注意的是，脊椎側彎患者在進行任何重大的飲食調整之前，應該先諮詢醫生或營養師。

體重管理

適當的體重有助於減少脊椎和背部肌肉的負擔，特別是在使用背架治療時。背架的效果部分取決於其與身體的貼合度，過重或過輕都可能影響背架的適用性和舒適度。保持健康的體重可以幫助確保背架更有效地進行脊椎矯正。

- 建議：透過均衡飲食和規律運動來管理體重。避免高熱量、高脂肪的食物，增加全穀物、蔬菜和優質蛋白質的攝入量。

CH 2 建立完善的心理健康支持網

脊椎側彎患者因為長期的身體症狀和治療過程可能會對心理造成壓力，因此適時提供心理健康資源，更是不可或缺的重要支持。

心理諮詢和治療

- 重要性：專業的心理諮詢可以幫助患者處理與疾病相關的焦慮、壓力和自尊問題。
- 資源：醫院或社區的心理健康中心、線上心理諮詢服務。

支持小組和社群

- 重要性：加入脊椎側彎支持小組或相關社群，可以讓患者感受到不孤單，並從其他患者的經驗中學習和得到啟發。
- 資源：線上論壇、社群媒體群組、當地支持小組。

心理教育和自我管理

- 重要性：了解脊椎側彎對心理健康的影響，學習自我管理技巧，如放鬆技巧、正念冥想。
- 資源：線上課程、圖書、工作坊。

家庭和朋友的支持

- 重要性：家庭成員和朋友的理解和支持對患者的心理健康至關重要。
- 建議：鼓勵家庭和朋友參與患者的治療過程，了解病情，提供必要的情感支持。

規律的身體活動

- 重要性：規律的身體活動不僅有助於身體健康，也對心理健康有益。
- 建議：鼓勵患者參與適合自己的運動，如瑜伽、輕度有氧運動等。

CH 3 他們的故事，最好的良藥——案例分享

脊椎患者的治療是漫長且孤單的過程，這段旅程中，他們不僅要獨自承受身體的痛苦，還要排解心理的情緒以及周遭的各種壓力。幸好，有他們的故事陪伴，在他們的故事裡，將發現脊椎側彎並非只有絕望，只要願意打開心房，在好的醫療團隊陪伴下，走出全新的人生，並非難事！

案例分享 1 15 歲少女努力不懈，看到脊椎治療曙光

15 歲的小岑在 11 歲時被診斷患有脊椎側彎，此外，她還面臨著輕微的背部平坦和腿長不等（0.7 厘米差異）的情況。在家人的支持下，到台大骨科進行檢查，展開了脊椎治療之旅。

背架＋ PSSE 運動矯正

X 光檢查的結果，讓醫生可以準確的評估她的脊椎狀況，並制定適合她的治療計劃，並開始穿戴新的 OMC 背架和夜間背架，每天大約持續 14 個小時。

同時根據醫生的建議下，小岑在台大復健科開始了 PSSE 運動矯正。這一系列專門為脊椎側彎患者設計的運動，改善了她的脊椎排列和增強核心肌群，並步幫助她改善姿勢並減輕症狀。

運動＋飲食增強體力

除了醫療治療，小岑還增加瑜伽和游泳的訓練，增強她的體力和肢體的靈活度。此外，飲食中也增加了更多富含鈣和維生素 D 的食物，促進骨骼健康。

諮詢＋社交支持心靈

由於身體受到的挑戰不斷，導致小岑的情緒起起伏伏，於是開始接受心理諮詢，並加入脊椎側彎線上支持小組，對她的心理健康產生積極正向的影響。

經過一段時間的綜合治療，小岑的狀況已有顯著改善，不僅生活品質提高了，她學會如何管理自己的症狀，並在學校和生活中重新找回了快樂和自信。

案例分享 2　資訊技術專家解除長年疼痛，安心享受退休生活

蔣先生，一位來自中國大陸的資訊技術專家，雖然他在學術界取得了大學教授的職位，但因長時間使用電腦引發肩頸疼痛及輕度脊椎側彎，造成身體不小的困擾。

探索多種治療選項

在美國期間，蔣先生嘗試了多種治療方法，包括整脊、針灸和按摩，希望能緩解因脊椎側彎引發的持續性肩頸不適。然而，這些傳統和替代療法的效果均不顯著，無法徹底解決他的疼痛問題。

疫情期間的轉機

COVID-19 疫情期間，蔣先生到台大醫院，尋求更專業的治療方案。他接受了一系列針對脊椎側彎的評估和治療，包括定制的物理治療計劃和專門的運動矯正程序。

全面康復與生活品質的提升

蔣先生在台大醫院的治療帶來了顯著的進步。不僅肩頸的疼痛

得到了明顯的緩解，他的整體身體狀況和姿勢也有了大幅改善，讓他得以享受退休生活，開始了全球旅行，重新迎來了生活的樂趣和自由。

整合治療：身心的全方位照護

在台大醫院接受治療期間，醫療團隊為蔣先生制定一套個別化的治療計劃，包括營養及運動諮詢以確保他的飲食能支持骨骼健康和總體身體功能。此外，定期的心理諮詢幫助他處理由於長期疼痛和生活方式改變帶來的壓力和焦慮。

文化敏感性治療：跨國醫療旅程的重要性

蔣先生的治療經歷也突顯了在全球化時代，文化敏感性在提供醫療服務中的重要性。從中國大陸到美國，再到台灣，不同文化背景下的醫療體系展示了對患者特定需求的理解和適應。在台大醫院，醫療團隊對蔣先生的文化背景保持敏感，這有助於建立信任並促進有效的溝通，從而確保治療計劃的成功執行。

未來展望與持續發展

蔣先生的案例是一個鼓舞人心的故事，展示了面對健康挑戰時，探索和利用國際醫療資源的價值。他的案例鼓勵其他患者積極尋求最適合自己需求的治療選項，無論這可能涉及跨越國界的治療，還是探索新的醫療技術。

蔣先生計劃於數月後返回台灣進行進一步的治療和維護，這不僅是他個人健康管理的一部分，也是他與台大醫院建立的長期合作關係的證明。他的案例激勵所有人，無論面對多大的健康挑戰，都能通過專業的幫助和個人的堅持，實現生活品質的顯著提升。

案例分享 3　心理學者身心雙重改善，認真治療重拾活力

廖小姐自幼患有嚴重的脊椎側彎，但由於未感受到劇烈疼痛，她並未對此病症進行積極治療。她的職業生涯始於美國太空總署（NASA），專注於研究太空人在長期無重力狀態下的心理健康問題。最近，由於家庭因素，廖小姐回到台灣，並在一所大學擔任心理學教授，專注於培育下一代心理學者。

家庭呼喚與健康轉機

回國後，廖小姐需要照顧年邁的父母，這促使她重新評估自己的健康狀況。尤其是長時間工作後常感腰部痠痛的問題，讓她決定尋求醫療幫助。透過表姊的介紹，她來到了台大醫院，希望能找到解決腰痛的方法。

葉博士的全面治療

在台大醫院，廖小姐遇到了葉坤達博士，一位專精於脊椎側彎治療的物理治療醫師。葉博士不僅對廖小姐的腰痛進行了詳細的診斷和治療，還「順便」對她長期存在的脊椎側彎進行系統性的評估和治療。透過一系列專業的物理治療和定制的運動計劃，廖小姐的脊椎狀況得到了明顯的改善。

身體和心理的雙重改善

治療後，不僅廖小姐的腰部痠痛問題得到了緩解，她的同事和學生也驚訝地發現她似乎「長高了」。這是因為她的脊椎姿勢變得更加對稱和直立，改善了整體身高感。這一變化不僅提升了她的身體健康，也增強了她的自信和教學形象，進一步促進了她的職業發展和學術交流。

廖小姐非常感激葉博士的專業治療，她認為葉博士不僅是她的醫生，更是她人生旅程中的一位貴人。這段經歷不僅解決了她多年的健康隱患，也為她的生活品質和職業生涯帶來了新的活力和可能性。

案例分享 4 70 歲婦女重獲彩色人生，從脊椎困擾到自由旅行

林女士，一位 70 歲婦女，居住在台北市東區的陶朱隱園，因為腰椎退化引起的輕微脊椎側彎，一直飽受腰痛和雙腿麻木的困擾。隨著年紀的增長，這些症狀逐漸加重，影響了她的生活品質。

複雜的脊椎問題

林女士的狀況在一次常規 X 光檢查中被發現更為嚴重，腰椎退化伴隨骨刺形成，這些骨刺壓迫周圍的神經，使得她的腰部不僅痛苦而且複雜化。脊椎側彎的存在使得治療變得更加困難，因為它加劇了脊椎的不穩定性和疼痛。

階段性治療帶來緩解

在台大醫院，林女士接受了葉博士的治療。治療分為兩個階段，首先是熱敷和腰椎牽引及干擾波治療，這一階段旨在緩解由骨刺引起的急性疼痛和壓迫感。這種治療有效減輕了她的症狀，讓她感到初步的舒緩。

第二階段治療專注於長期管理和功能恢復，包括實施 PSSE 脊椎運動，這是一套旨在增強脊椎周圍肌肉的力量和改善活動度的運動程序。這些運動幫助林女士加強了脊椎的支撐力，並提高了她的整體活動能力。

生活品質的顯著改善

隨著治療的進展，林女士不僅在日常生活中感到症狀減輕，甚至可以長時間坐車或出國去旅遊，享受退休生活而不受之前病痛的困擾。她非常感激葉博士的專業治療，讓她的生活重新變得豐富多彩。

林女士的案例展示了專業的醫療介入如何有效解決老年人因脊椎退化和側彎帶來的複雜健康問題，並重拾活力。她的故事鼓勵了許多同樣遭受脊椎病痛的老年人，展示了即使人在晚年也能通過適當的醫療改善生活品質，追求並享受自由和快樂的生活方式。

編輯室報告

台大醫院骨科醫師、物理治療師聯手合著、親自示範

在台灣，根據學校篩檢的數據，學生脊椎側彎的發生率為 3.9%，也就是說：每 25 名學生就有 1 人有脊椎側彎！令人驚訝的是，在台灣使用 X 光篩檢方法時，脊椎側彎的發生率為 8.3% ～ 9.3%，換句話說：每 11 人就有 1 人有脊椎側彎！

現任台大醫院復健部資深物理治療師的葉坤達博士，是台灣著名物理治療專家，臨床超過 30 年，他豐富的臨床經驗特別指出，選擇非主流療法的脊椎側彎患者，很可能面臨延誤有效治療、增加經濟負擔、潛在健康問題等風險

有鑑於此，葉坤達博士特別在書中詳細介紹脊椎側彎的知識和各種治療選項，包括物理治療、脊椎矯正支具、以及在必要時的外科手術，為那些面對決策時感到不確定的患者和家庭提供一個清晰的指南。

最重要的是，書中介紹很多矯正運動，為了幫助脊椎側彎的朋友們更容易看懂內容、練習，除了有圖文並茂的分解動作外，特別針對特定運動聘請治療師示範、配音，並拍攝成影片，讀者只需掃描書中 QR code，即可看到示範影片，跟著影片就可以輕鬆在家保健脊椎、減輕脊椎側彎所帶來的疼痛、預防惡化，維持良好的生活品質。

脊椎側彎的預防與治療
台大醫院脊椎側彎團隊經驗分享

總 策 畫：葉坤達
作　　者：葉坤達、吳冠彣、胡名孝、黃裕閔、譚仕馨、譚維妮、林芳郁、劉苑玟、葉千瑜
動作示範：蘇軒以
校　　對：葉坤達、林芳郁、劉苑玟、葉千瑜
插　　畫：蔡靜玫
攝　　影：蘇暐凱
特約編輯：凱　特
封面設計：謝彥如
美術設計：洪祥閔
照片提供：台灣脊椎側彎協會

社　　長：洪美華
總 編 輯：莊佩璇
主　　編：何　喬
出　　版：幸福綠光股份有限公司
地　　址：台北市杭州南路一段 63 號 9 樓之 1
電　　話：(02)23925338
傳　　真：(02)23925380
網　　址：www.thirdnature.com.tw
E-mail：reader@thirdnature.com.tw
印　　製：中原造像股份有限公司
初　　版：2024 年 7 月
郵撥帳號：50130123 幸福綠光股份有限公司
定　　價：新台幣 380 元（平裝）
本書如有缺頁、破損、倒裝，請寄回更換。
ISBN 978-626-7254-50-9

總經銷：聯合發行股份有限公司
新北市新店區寶橋路 235 巷 6 弄 6 號 2 樓
電話：(02)29178022 傳真：(02)29156275

國家圖書館出版品預行編目資料

脊椎側彎的預防與治療：台大醫院脊椎側彎團隊經驗分享／葉坤達、吳冠彣、胡名孝、黃裕閔、譚仕馨、譚維妮、林芳郁、劉苑玟、葉千瑜著 -- 初版 . -- 臺北市 : 幸福綠光 , 2024.07
面；　公分

ISBN 978-626-7254-50-9 (平裝)

1. 脊柱側彎 2. 脊椎病
3. 運動療法 4. 保健常識

416.616　　113006814